1日1万歩を続けなさい

KEEP UP WALKING
10,000 Steps a Day

医者が教える医学的に正しいウォーキング

医師・医学博士
大谷 義夫

ダイヤモンド社

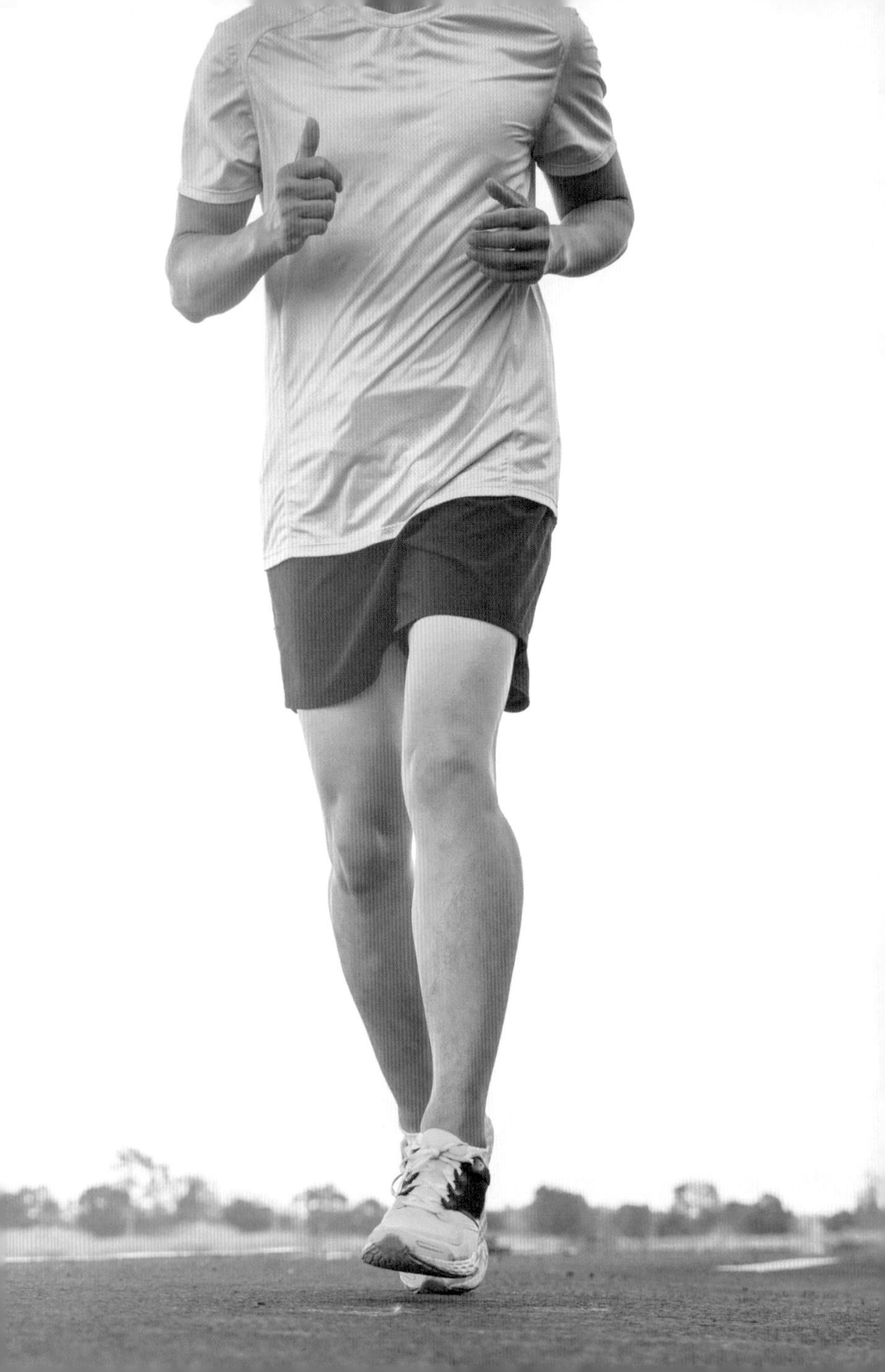

1

1日1万歩で体が変わる、心が変わる

時間がない、体力がない、体を動かすのが苦手。
そんな人でも難なくできる運動が**「ウォーキング」**です。

ちょっと買い物に近くのスーパーまで。
通勤で駅まで。
取引先に向かう。
仕事中にコピーを取る。トイレに立つ。
休憩時間にコーヒーを買いに出る。
日曜日に犬の散歩をする。

これらも全部ウォーキングです。こんなに身近で手軽なウォーキングに、**心と体を元気にする効果**があることをご存じでしょうか？　医師の立場から見ても**その威力は絶大。**本書は**科学的根拠を元に最も効果的に歩くための方法**をご紹介していきます。

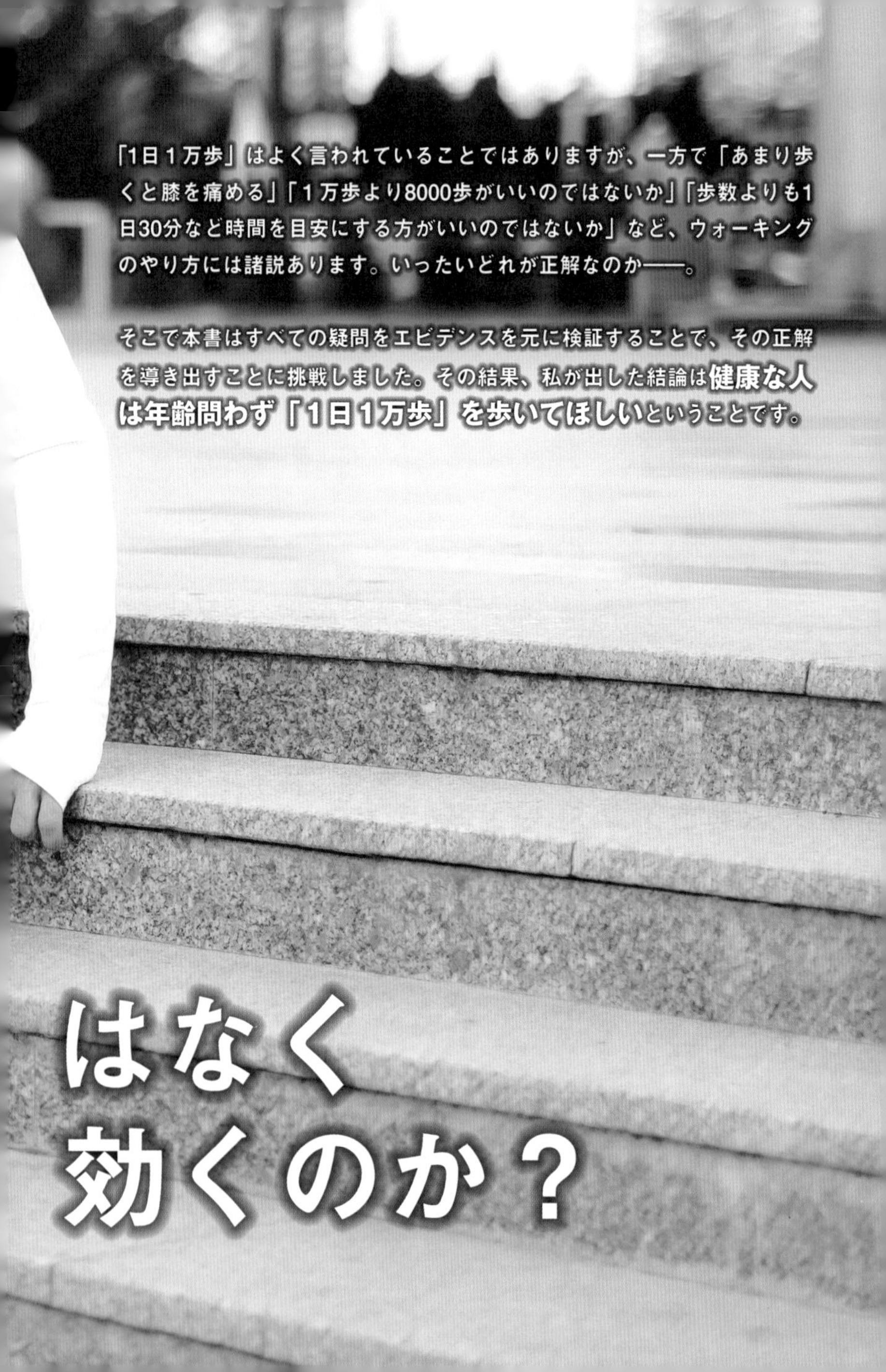

「1日1万歩」はよく言われていることではありますが、一方で「あまり歩くと膝を痛める」「1万歩より8000歩がいいのではないか」「歩数よりも1日30分など時間を目安にする方がいいのではないか」など、ウォーキングのやり方には諸説あります。いったいどれが正解なのか――。

そこで本書はすべての疑問をエビデンスを元に検証することで、その正解を導き出すことに挑戦しました。その結果、私が出した結論は**健康な人は年齢問わず「1日1万歩」を歩いてほしい**ということです。

はなく
効くのか？

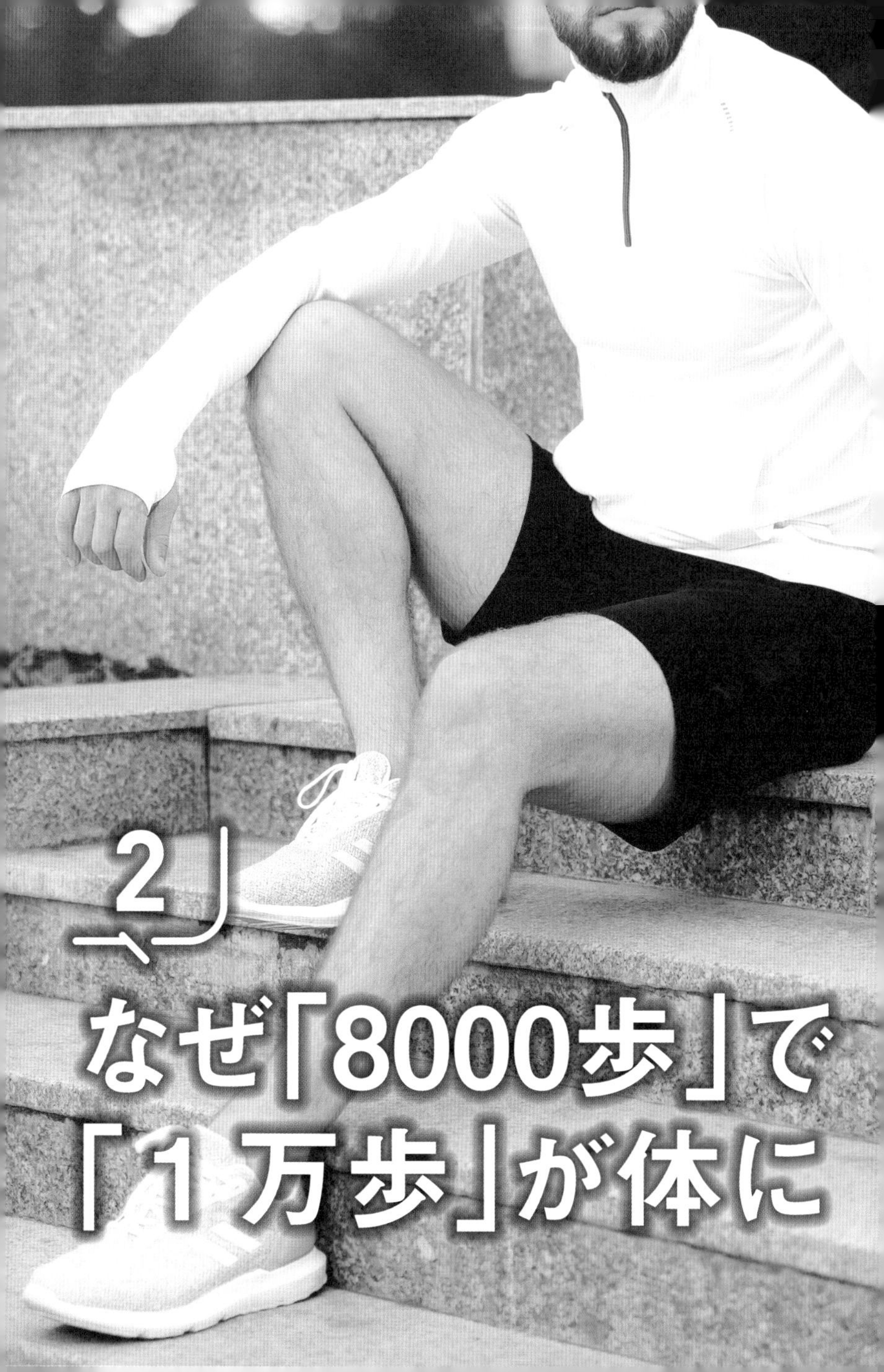

2

なぜ「8000歩」で「1万歩」が体に

4

「1日1万歩」をすすめる理由②

歩けば歩くほど死亡率が低下する

アメリカ国立がん研究所の研究グループが、40歳以上の男女5000人について「1日の歩数と死亡率の関係」を調べたところ**「1日に歩く歩数が多い人ほど死亡率が低い」**ことがわかりました。1日4000歩より1日8000歩、1万5000歩の人の死亡率が低いことがわかったのです。ただ1万歩と1万5000歩の効果の差は微々たるもの。だから1万歩がおすすめなのです（38ページ参照）。

カナダで行われた調査[※96]によると、①歩数増加を課す**「歩数アップグループ」**と、②歩行時間の増加を課す**「時間アップグループ」**のウォーキングの効果を比較したところ、前者は歩数が伸びて血糖値が改善したのに対し、後者は歩数の伸びがなく血糖値の改善も見られなかったことがわかりました。つまり**ウォーキングは「時間」よりも「歩数」を目安にすると効果が出やすい**ということです。1万歩という歩数を決めれば記録もしやすくはげみになり、継続性も生まれやすくなるでしょう。

3

「1日1万歩」をすすめる理由①

余分な300kcalを消費すれば太らない

人間は基礎代謝より多く食べると太ります。ちなみに成人男性の摂取カロリーの平均は1日約2200kcal、消費カロリーの平均は1900kcal。つまり普通に食べると余分の300kcal は脂肪として蓄えられ太ってしまいます。この300kcal 分を消費するのが1万歩のウォーキング。これは厚生労働省の主導する「21世紀の国民健康づくり運動（健康日本21）」でも推奨されている歩数です（36ページ参照）。

5

「1日1万歩」をすすめる理由③

「時間」より「歩数」を目安にした方が効果が出る

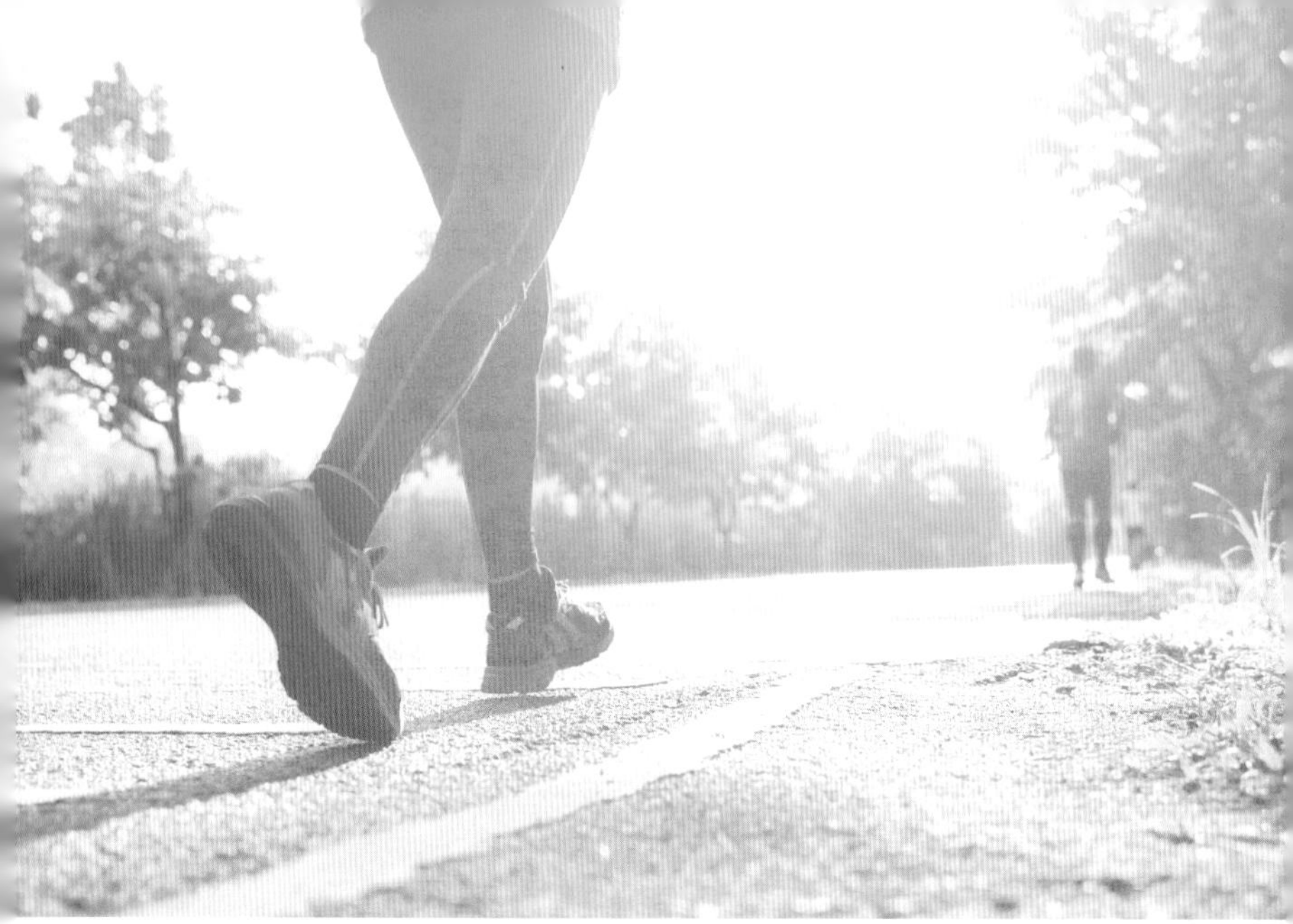

「ウォーキングよりランニングの方がいいのではないか？」。これについてはアリゾナ州立大学に興味深い研究があります。**ランニングよりウォーキングの方が死亡率低下に貢献している**ことがわかったのです。

ランニングや筋トレなどの「負荷が大きい運動」は、ダイエットや筋肉量の増加に非常に効果がある一方で、これは免疫力を下げたり、関節に負担がかかったり、心肺機能が弱い人にはリスクがあるというデメリットもあるのです。

そこで運動をまったくしていない人や体力がない人、運動が苦手な人は、ランニングではなく負荷の少ないウォーキングでいいのでは、というのが私からの提案です（33ページ参照）。

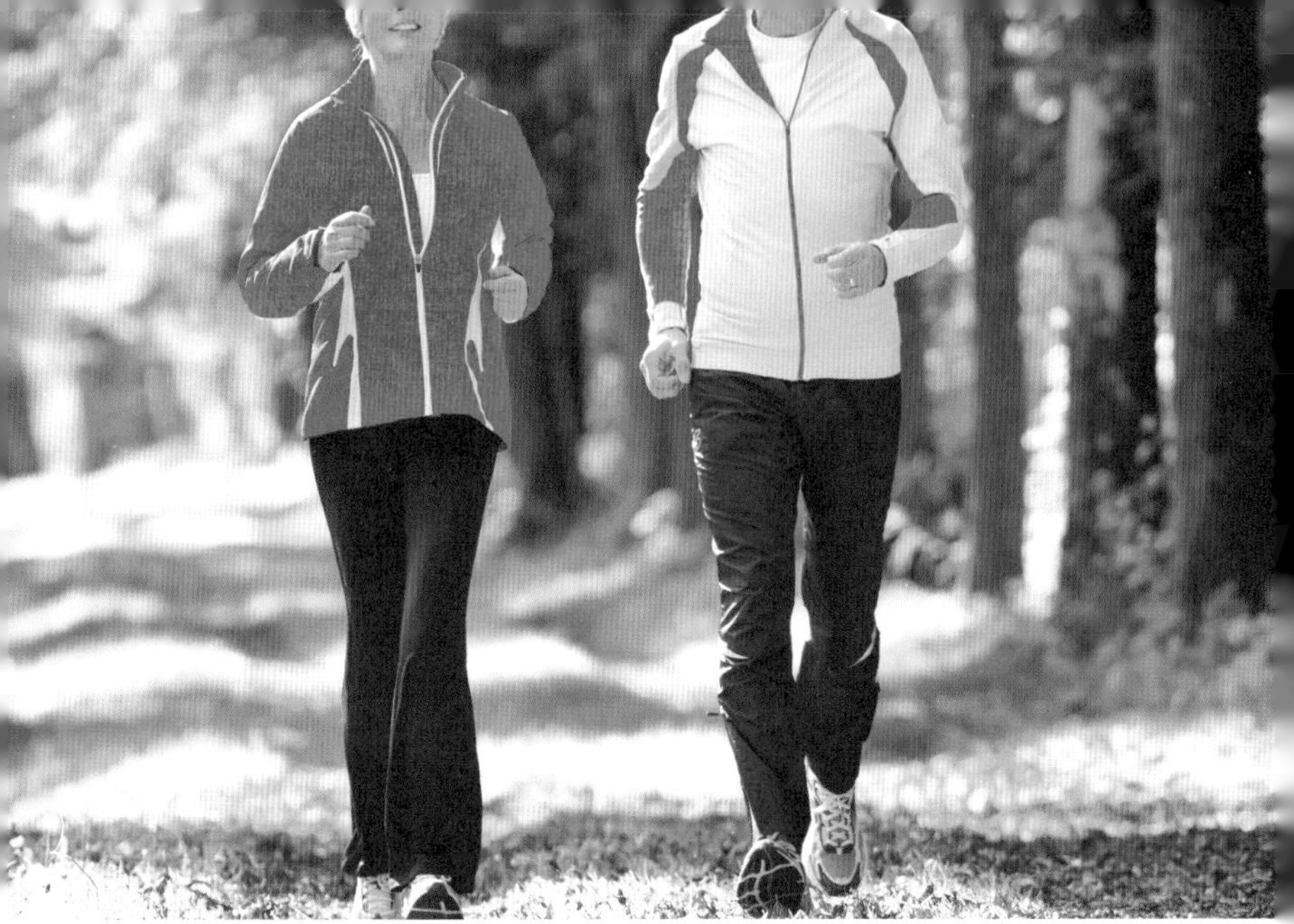

6

なぜ「ランニング」より「ウォーキング」がいいのか？

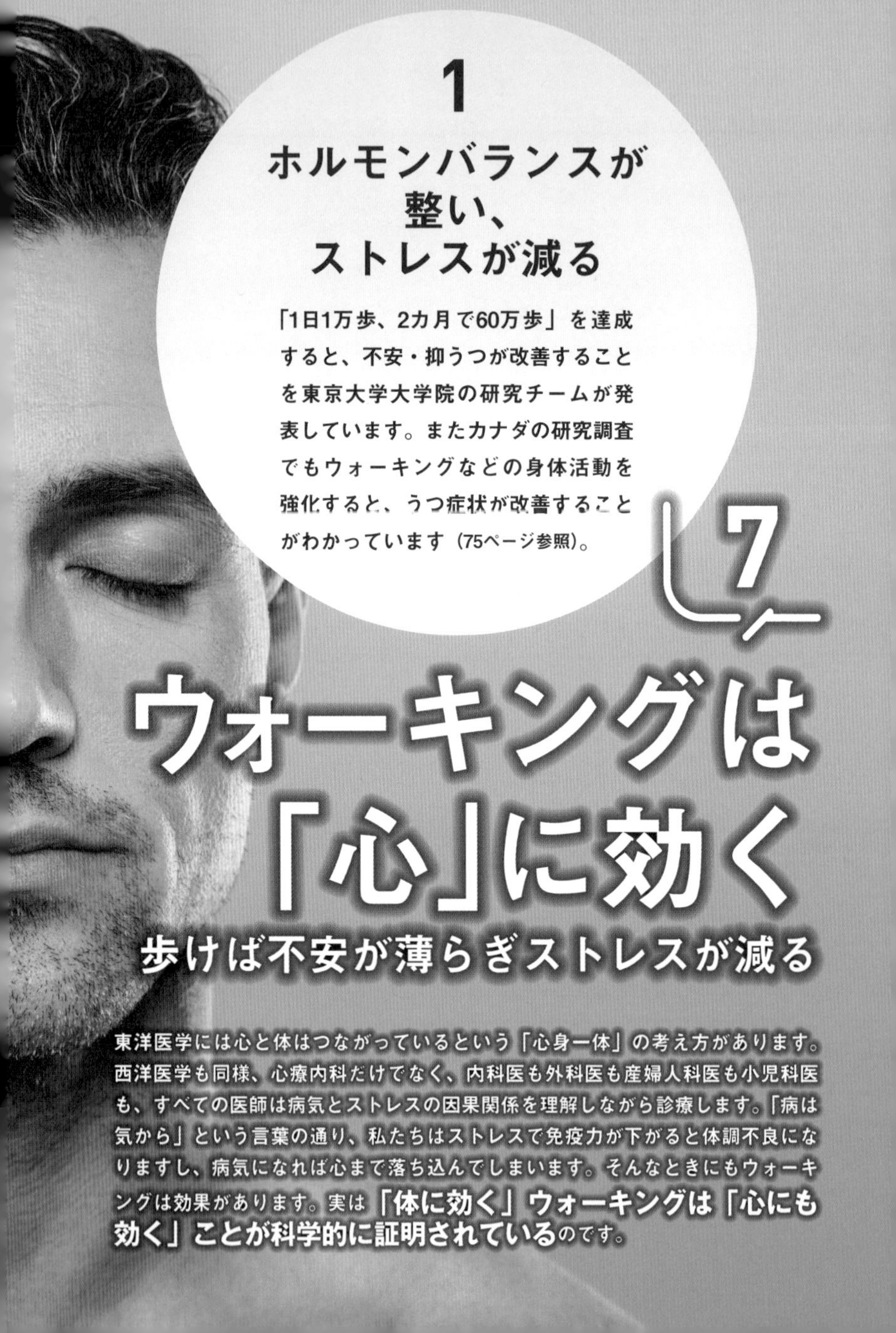

7

ウォーキングは「心」に効く

歩けば不安が薄らぎストレスが減る

東洋医学には心と体はつながっているという「心身一体」の考え方があります。西洋医学も同様、心療内科だけでなく、内科医も外科医も産婦人科医も小児科医も、すべての医師は病気とストレスの因果関係を理解しながら診療します。「病は気から」という言葉の通り、私たちはストレスで免疫力が下がると体調不良になりますし、病気になれば心まで落ち込んでしまいます。そんなときにもウォーキングは効果があります。実は**「体に効く」ウォーキングは「心にも効く」ことが科学的に証明されている**のです。

1

ホルモンバランスが整い、ストレスが減る

「1日1万歩、2カ月で60万歩」を達成すると、不安・抑うつが改善することを東京大学大学院の研究チームが発表しています。またカナダの研究調査でもウォーキングなどの身体活動を強化すると、うつ症状が改善することがわかっています（75ページ参照）。

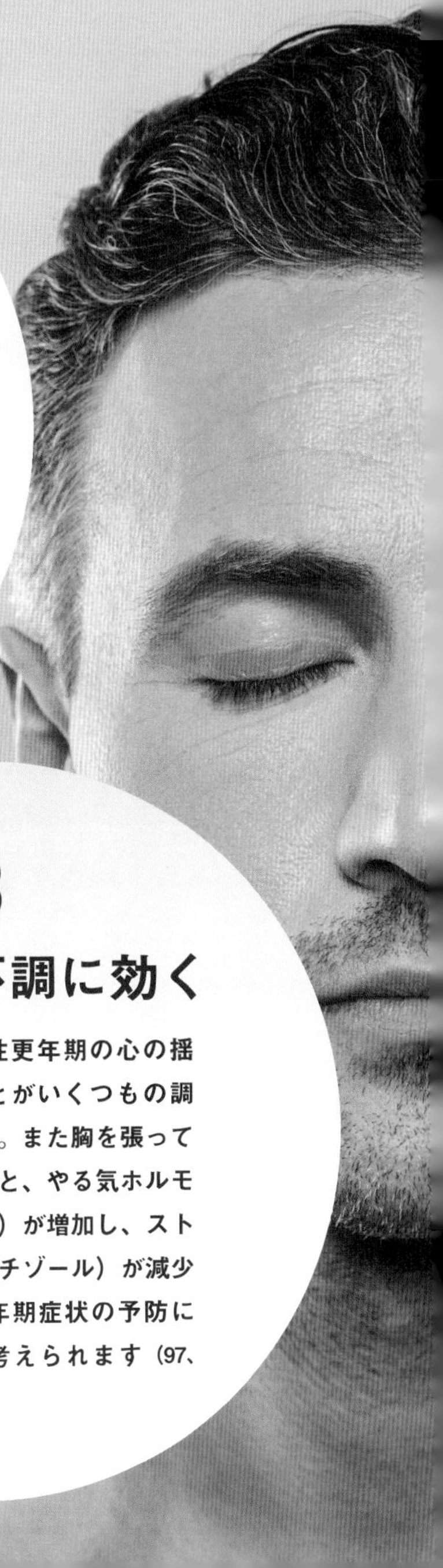

2

自律神経のバランスが整う

「自律神経を整える」というのは、交感神経と副交感神経のバランスを整えること。ウォーキングなどの軽い運動を継続すると、運動後にはリラックスモードの副交感神経が優位になることで、不安、緊張、抑うつ状態が改善します（79ページ参照）。

3

更年期の不調に効く

ウォーキングが女性更年期の心の揺れに効果があることがいくつもの調査でわかっています。また胸を張ってウォーキングをすると、やる気ホルモン（テストステロン）が増加し、ストレスホルモン（コルチゾール）が減少することで男性更年期症状の予防にもつながることが考えられます（97、170ページ参照）。

ウォーキングは**発想力を豊かにする**という研究があります。常に新しいアイデアを手に入れたいビジネスパーソンは特に、座っていないで「ウォーキング効果」を狙って歩いた方がよさそうです。一方、シニア世代は、歩くことで脳が活性化しますので、**認知症予防**が期待できます。人生100年時代の今は、長生きだけを目標にするのではなく、生き生きとした毎日を楽しむためにぜひ脳を鍛えましょう。

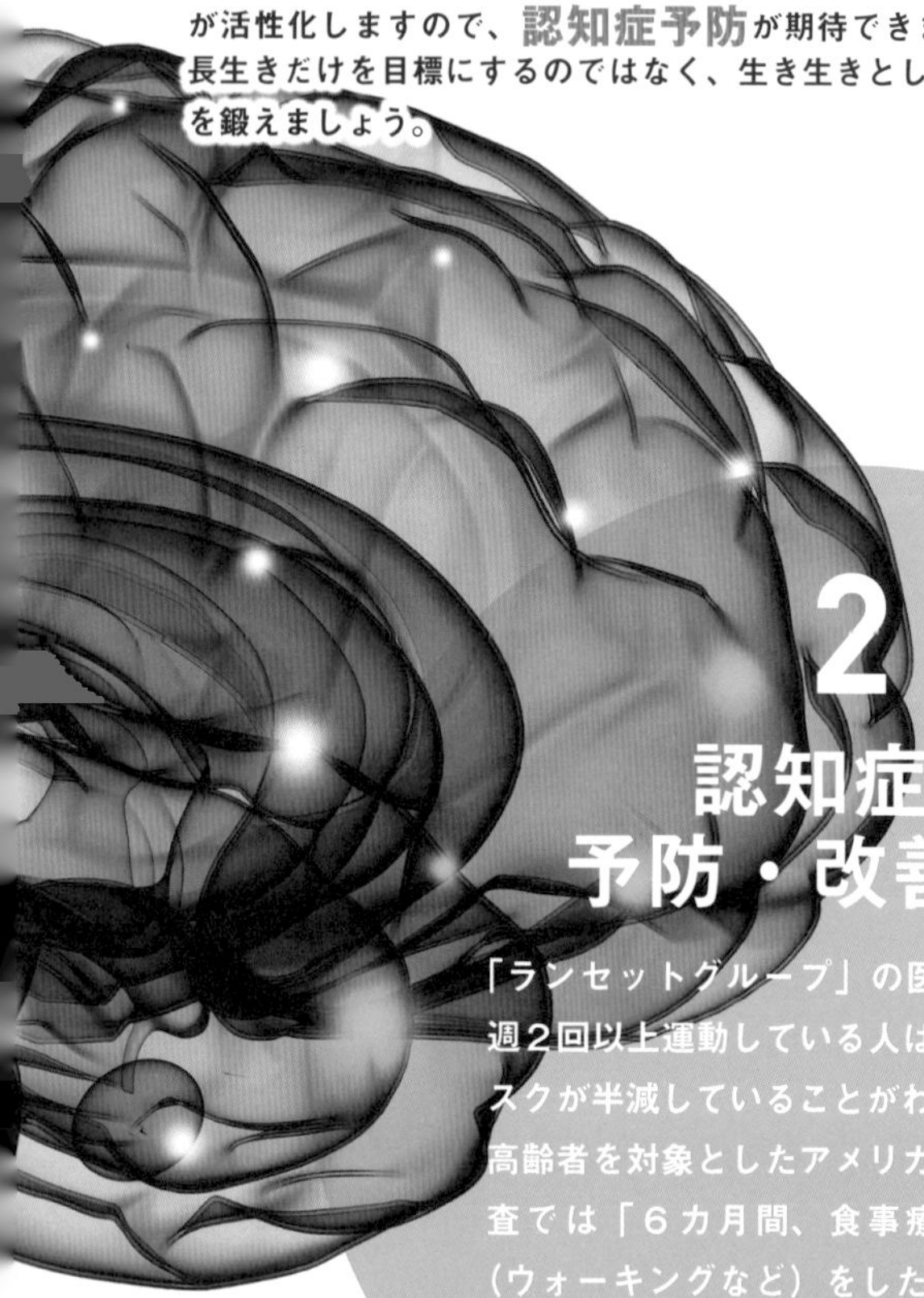

2
認知症を予防・改善する

「ランセットグループ」の医学雑誌によると、週２回以上運動している人は、認知症の発症リスクが半減していることがわかりました。また、高齢者を対象としたアメリカデューク大学の調査では「６カ月間、食事療法と有酸素運動（ウォーキングなど）をした人は、座りっぱなしの人と比べて認知機能の一部が改善した」という結果も出ています（134ページ参照）。

「脳」に効く

防にもなる

1
発想力が高まる

スティーブ・ジョブズが歩きながらアイデアを生んだように、歩くことで発想力が高まることはよく知られています。スタンフォード大学の調査によると、座っているより歩いたときの方が創造性のスコアが平均60％上がることがわかりました（118ページ参照）。

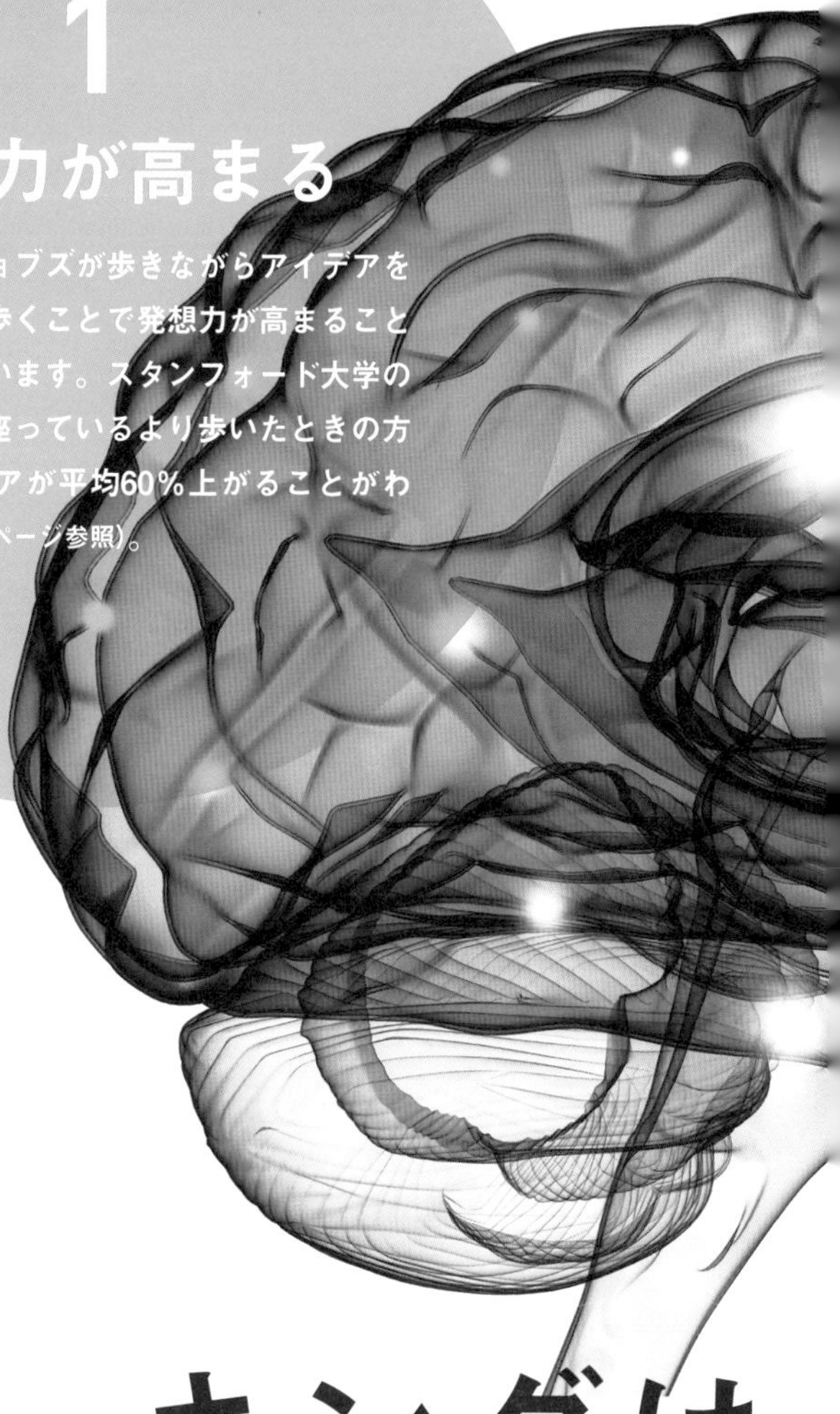

8
ウォーキングは
歩けば脳にひらめきが生まれ認知症の予

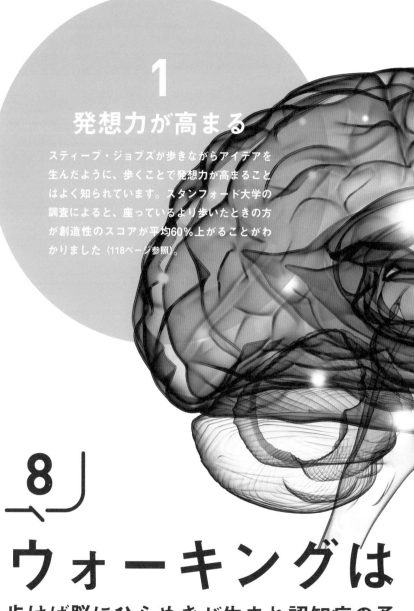

効果3 感染症に効く

日常的にウォーキング、ジョギングなど適度な運動を行う人は、風邪の罹患率が低くその自覚症状も軽いことがわかっています。

効果4 脳卒中、心臓病に効く

血管が硬くなったり、血液がドロドロになると引き起こされるのが脳卒中や心臓病。しかし歩くことで内臓脂肪が落ち、肥満が解消されれば、動脈硬化を原因とする心臓や脳の病気のリスクを減らせる可能性があります。

あらゆる悩みを

歩くことは体にいいことはなんとなく知られています。私も「肥満の解消になる」「心血管障害（脳卒中、心臓病など）の予防になる」ことは、医師の常識として知っていました。ただ、さらに詳しくエビデンスを調べていくと、なんとウォーキングは**「がん」の発症予防にも効く**ことがわかりました。がんだけではありません。ウォーキングは**多くの病気を防いでくれる**ことがわかったのです。

効果7 高血圧に効く

「1kgやせると血圧は1mmHg下がる」「4～5kgやせれば降圧効果がある」という研究報告があります。ダイエットに成功すれば血圧が下がり薬を減らす、もしくは中止することが可能になるかもしれません。ウォーキングを継続すれば血圧をコントロールできるのです。

効果8 がん予防に効く

国立がん研究センターの45歳から74歳の男女を対象にした調査[※97]によると、よく歩いている人の方が、がんの罹患率が低いことがわかりました。またアメリカとヨーロッパの144万人を対象とした調査によると、乳がん、膀胱がんなど13のがんの予防にウォーキングが効くことがわかっています。

効果1 肥満解消に効く

「歩くとやせる」。これは最もありがたい効果ですが、さらに注目したいのは歩くことで内臓脂肪や異所性脂肪（肝臓のまわりの「脂肪肝」、心臓のまわりにつく「エイリアン脂肪」など）が落ちることです。これはメタボ解消になるとともに、心筋梗塞、心不全、脳卒中の発症予防効果もあります。

効果2 睡眠の質が上がる

睡眠の量も質も下げるのが「睡眠時無呼吸症候群」。これを放置すれば8年後に37%の人が死亡するという怖いデータもあります。その原因の1つは肥満。しかしウォーキングで体重が減れば、睡眠時無呼吸症候群が解消されることで不眠も治り、健康状態が回復します。

9 「1日1万歩」が解決する

高血圧、糖尿病、がん予防にも効く

効果5 糖尿病、腎臓病《じんぞうびょう》に効く

1日の歩数が2000歩増えると糖尿病の発症リスクが低下することがカリフォルニア大学サンディエゴ校の調査でわかりました。腎臓病についてもウォーキングがそのリスクを低下させるという最新データがアメリカサンフランシスコの研究グループから発表されました。

効果6 肺炎に効く

死因第４位の肺炎。北海道大学の調査によると、あまりウォーキングをしない人の肺炎死亡リスクは３割も上がることがわかりました。さらにイギリスからの報告でも、軽い運動習慣があることで31%の肺炎リスクが低下、肺炎関連死亡率も36%低くなることがわかりました。

本書は自分自身でも1日1万歩を実践している私が、医師であり医学博士という立場から、国内外のさまざまな科学論文に目を通して、ウォーキングの効果や効果的な歩き方を科学的根拠（エビデンス）を踏まえてまとめたものです。

「1日1万歩」がどのように体に効くのか、どのように歩けば最大効果を得られるのかなどについて、具体的にわかりやすく紹介させていただきました。

第1章では**「1日1万歩」があらゆる悩みを解決する**と題して、なぜ1万歩が必要なのか、なぜ「筋トレやランニング」でなく「ウォーキング」がいいのか、またビジネスパーソンも陥りやすい肥満や生活習慣病を始めとした病気の予防とウォーキングの関係について説明しました。

第2章では**ウォーキングがどう「心」に効くのか**を、ホルモンと自律神経の観点から述べていきます。「不安を軽くしたい」「ストレスを解消したい」「最近うつっぽい」というメンタルのお悩みのある方に役立つ情報がたくさんあります。

第3章では**歩くことによる「脳」への効果**についてお伝えします。ここではビジネスパーソンの発想力の増強から認知

10

医者が教える 体と心に最高に効く「大谷式ウォーキング」

これが私の「結論」です

症予防の効果まで、幅広い世代の方にお読みいただける情報を集めています。

ちなみにウォーキングは「継続は力なり」。いかにウォーキングの効果が素晴らしくても、運動は続けなければ意味がありません。

そこで第４章では、**心と体に最高に効く「大谷式ウォーキング」**と題して、具体的な歩き方、続け方をご紹介していきます。

繰り返しになりますが、ウォーキングの方法には諸説あり、朝歩くのがいい／朝はダメ、１万歩歩け／１万歩歩くな、などさまざまな説があります。そこで本書はエビデンスを元に、こうした疑問にひとまずの「決着」をつけたものです。

頭でウォーキングの効果を納得したら実際に歩いてみることで、心と体を元気にしていただけたら医師としてとても嬉しく思います。

池袋大谷クリニック院長　大谷義夫

目次◎1日1万歩を続けなさい　医者が教える医学的に正しいウォーキング

第1章

「1日1万歩」があらゆる悩みを解決する

第3章 歩くことで「脳」を鍛える

第4章 心と体に最高に効く「大谷式ウォーキング」

第1章

「1日1万歩」があらゆる悩みを解決する

医者が1万歩をすすめる理由

1 座ったままだと「死亡リスク」が激増する

世界一「座ってばかりいる」日本人

太ってきた。
健康診断で「運動しなさい」と言われた。
高血圧で薬を飲んでいる。
心も体も、なんとなく不調。

多くの人がこうした悩みを抱えています。
そして誰もが「体を動かした方がいい」のはわかっています。
でも、できない。それが現実ではないでしょうか。
「運動していないどころか、座りっぱなし」という人も多いでしょう。
特にここ数年は、新型コロナウイルスの影響でリモートワークが増え、通勤の手間がなくなったぶん、座る時間が増えたという人も多いのではと思います。

もちろんデスクワークによる「座りっぱなしの弊害」は、これまでも指摘され続けてきました。ただこれは、ビジネスパーソンに限った話ではありません。職業、年齢、性別を問わず、現代人の多くは座りっぱなしです。

テレビ、スマホ、ゲーム、動画配信サービスと「座ったままで楽しめること」がいくらでもある便利さが、歩かない世界を作り出しているのでしょうか。高齢になるにつれ**「のんびり座ってテレビの前で1日を終える」**人も増えています。

ずっと座り続けることには、私たちが思う以上に多くの深刻なデメリットがあります。
たとえば京都府立医科大学大学院が6万人を対象に行った調査によると、**「座っている時間が長ければ長いほど死亡リスクが高い」**ことが判明しました。※1
持病がない場合でも、**日中座っている時間が2時間増えるごとに死亡リスクは15％増。**これだけでも恐ろしいのに生活習慣病があると、さらに死亡リスクは上昇することがわかっています（**糖尿病27％増、高血圧20％増、脂質異常症18％増**）。
生活習慣病の持病があり、降圧剤を飲みつつ「メタボなんだよね」と軽く考えている人は、脅かすようで恐縮ですが**座ったまま死に近づいている**と言えるかもしれません。

日本は座りっぱなしの国ワースト1位

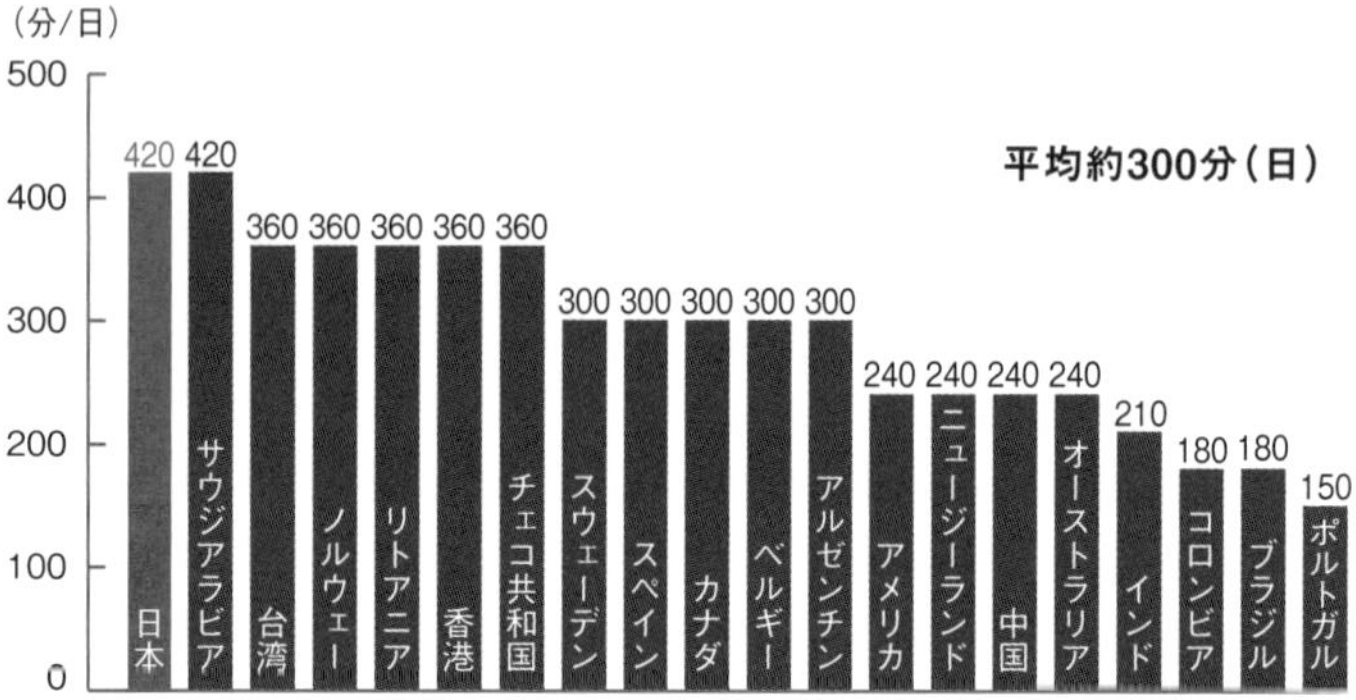

出典　Bauman A et al. The descriptive epidemiology of sitting. A 20-country comparison using the International Physical Activity Questionnaire (IPAQ). Am J Prev Med. 2011 Aug;41(2):228-35. doi: 10.1016/j.amepre.2011.05.003. を元に作成

シドニー大学が行った研究によると、日本は世界20カ国のうち**「座りっぱなしの国ワースト1」**の1つに入っています。[※2]

日本の成人は1日平均**約7時間**、多い人だと**10時間**も座っており、その他の国と比べると、かなり嬉しくない1位です。

2 座りっぱなしでも運動すればリスクは減らせる

100万人調査で判明! 体を動かせば死亡リスクは5割減る

「座りっぱなしは健康に悪い」という科学的根拠は他にもあります。

13の研究結果をまとめて解析、100万人の男女を最大18年も観察した**ノルウェーオスロの研究所**などによる調査でも「座る時間が長いと死亡リスクが5割高まる」ことがわかっています。[※3]

またアメリカにも同様の報告が存在します。[※4] これによると、1日6時間以上座る人は3時間未満の人に比べて、**循環器疾患、がん、糖尿病、腎臓病、自殺、慢性閉塞性肺疾患、誤嚥性肺炎、肝疾患、消化性潰瘍などの消化器疾患、パーキンソン病、アルツハイマー病、神経疾患、筋骨格疾患**による死亡リスクが高かったことがわかりました。

ただその一方で、**高い身体活動を行うことで座ることによる死亡リスクを軽減できる**こともわかっています。[※3]

ただし「1日3時間以上座ったままテレビを見ている人は、どれだけ運動しても死亡リスクを減らせない」のだとか（当然ながら、テレビでなく配信動画を見ていようがスマホをいじっていようが、座っていれば同じです）。

つまりは運動習慣をつけたとしても〝座ったままでのテレビやスマホの見過ぎには気をつけましょう〟ということです。

座りっぱなしはさまざまな病気の死亡リスクを高めることを理解したら、イスに長く座ることはやめて今すぐ歩き始めましょう。

3 なぜ「筋トレやランニング」でなく「ウォーキング」がいいのか？

「ゆるい運動」が体にいいという科学的根拠がある

アメリカアリゾナ州立大学の研究グループの調査によると、日頃行っている運動とその後の死亡率との関係を調べた結果、次の図のような結果が出ました。[※5] つまり **「激しい運動は、体にいいとは限らない」** ということです。

ちなみに **筋トレ** はたしかにウォーキング同様、死亡率、心血管疾患、がん、糖尿病のリスクを下げますが、**週に130分以上などやり過ぎると逆効果になる** という東北大学の調査もあります[※6]（ただし糖尿病だけは実施時間が長ければ長いほどそのリスクは低くなる）。

一方で、**ランニング** も「筋肉が増える・心肺機能が上がる・ストレス解消」といった効果があるものの、**「ケガ・ひざ痛・足底筋膜炎になる」** リスクがあります。**激しい筋トレやランニングで疲労が蓄積すると「免疫力が下がり、感染症リスクが上がる」** というのも呼吸器内科医としては見逃せない点。そう考えると **やはりウォーキングがいい** のです。

どの運動が寿命をのばすか？

被験者が日頃行っていた運動

ウォーキング	バスケットボール
ランニング	バレーボール
エアロビクス	サッカー
サイクリング	アメリカンフットボール
ストレッチ	水泳
ウエイトリフティング	テニス
階段のぼり	ゴルフ
野球	

↓

死亡率低下が見られた運動

ウォーキング
エアロビクス
ストレッチ
ウエイトリフティング
階段のぼり

つらいランニングをしなくても
ウォーキングでいい

※18歳～84歳のアメリカ人26727名を対象

出典　Sheehan CM, et al. Associations of Exercise Types with All-Cause Mortality among U.S. Adults. Med Sci Sports Exerc. 2020 Dec;52(12):2554-2562.doi: 10.1249/MSS.0000000000002406. を元に作成

4 「キツい運動」にはデメリットもある

痛風の人は要注意

「運動は肥満やメタボリックシンドロームを改善する」

これはどんな健康本にも書いてあります。事実、持続的に長距離を走るスポーツ選手の尿酸値は、運動しない人より低い傾向が見られますし、「日本痛風・尿酸核酸学会」のガイドラインにも、**痛風**には「歩行、ジョギング、サイクリング、社交ダンスなどの有酸素運動を脈が少し速くなる程度行うと良い」と書かれています※7。

ただ、ここですすめているのはあくまでも**「有酸素運動」**。筋トレやランニングのような激しい運動は逆効果になる可能性に注意しましょう。**「尿酸値は有酸素運動では低下するが短時間の激しい運動では上昇する」**。これは専門にかかわらず、医師なら誰でも知っていることです。

繰り返しになりますが、**キツい運動はトータルで考えるとやりすぎてはいけない**のです。

5 医者が「1日1万歩」をすすめる理由①

ウォーキングで余分な300キロカロリーを消費すれば太らない

みなさんすでにご存じの通り、人間は基礎代謝より多く食べると太ってしまいます。

参考までに成人男性の摂取カロリーの平均は、1日約2200キロカロリー、一方、消費カロリーの平均は1900キロカロリーです。

つまり、**普通に食べると余分の300キロカロリーは脂肪として蓄えられ太ってしまう**というわけです。

そこで厚生労働省の主導する「21世紀の国民健康づくり運動（健康日本21）」では週2000キロカロリー（1日約300キロカロリー）以上、消費する運動を推奨しており、これがウォーキングの1万歩に当たることから、私は「1日1万歩」をすすめています。

余分な300キロカロリーは歩いて消費

2200 kcal	−	1900 kcal	=	300 kcal
成人男性の摂取カロリーの平均（日）		平均カロリー消費量（日）		余剰分（歩いて消費）

1,000歩（時間10分・距離600〜700m）を歩くときの
消費カロリーの目安は約30kcal

↓

1万歩歩けば余分なカロリーを消費できる！

6 医者が「1日1万歩」をすすめる理由②

4000歩より8000歩、1万2000歩が死亡率を下げる

「健康日本21」に基づくカロリー計算以外にも、私が「1日1万歩」をすすめるのには、**科学的根拠**があります。

アメリカ国立がん研究所の研究グループが40歳以上の男女5000人について「**1日の歩数と死亡率の関係**」を調べたところ、1日4000歩の人に比べ、1日2000歩の人の**死亡率が高くなっていた**ことがわかりました。またこの調査では**1日4000歩の人よりも、1日8000歩、1万2000歩の人の死亡率が低い**こともわかりました[※8]。つまり**歩かないと死亡リスクは上がり、歩けば死亡率は下がる**のです。

ちなみに死亡率が低くなる**ピークは約1万5000歩**で、その後は横ばい。また1万歩と1万5000歩の死亡率はそれほど大きく変わりません。そこでわかりやすい目安として、私は**「1日1万歩」**を推奨しているというわけです。

歩数が多いほど死亡率は低下する

1日の平均歩数と死亡率の関係

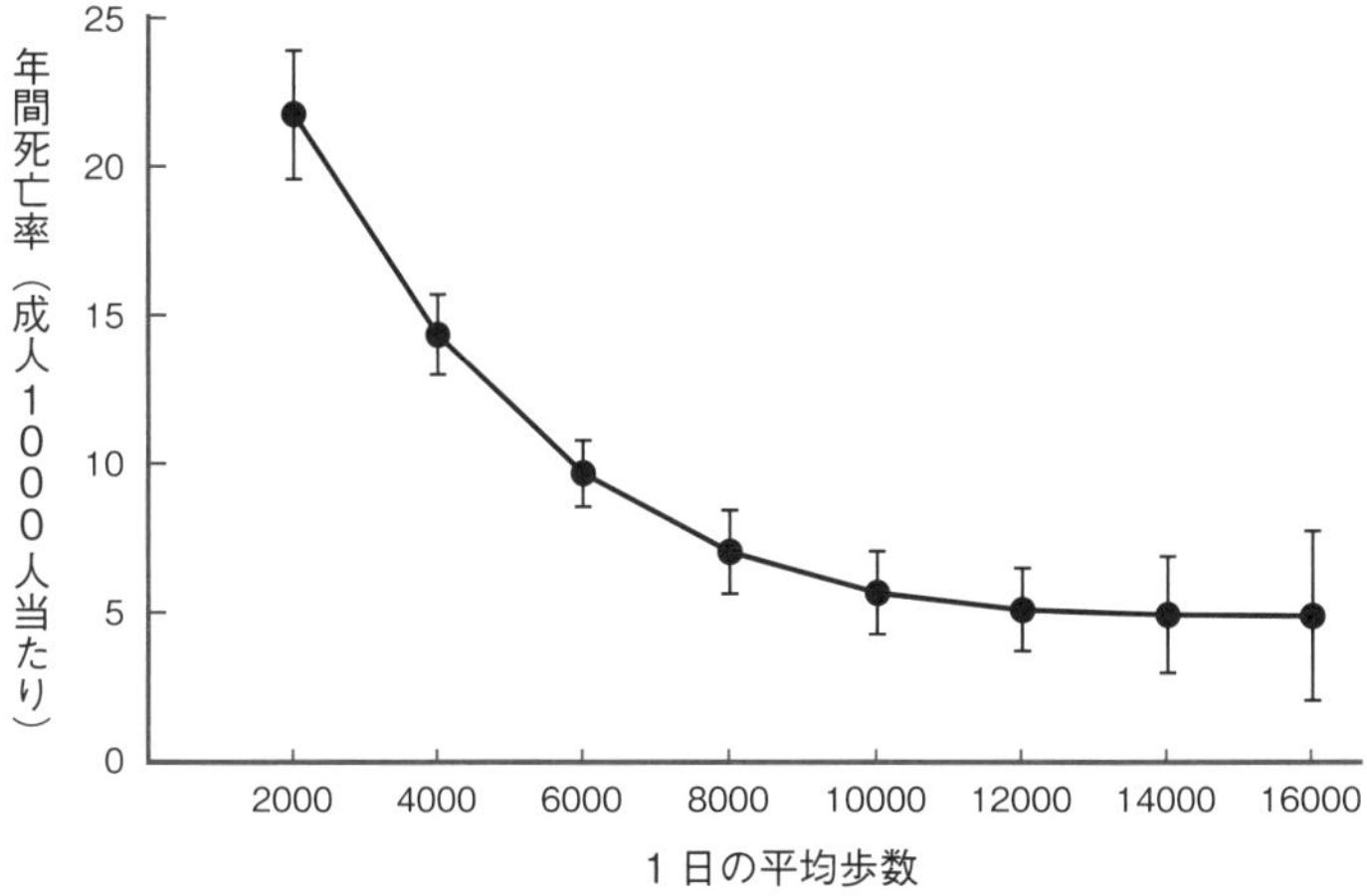

※40歳以上（平均年齢56.8歳）の男女4840人を約10年調査

1日8000歩を歩く人の死亡率は4000歩の人の半分

1日4000歩の人と比較して1日2000歩の人の死亡率は高い

1日4000歩より8000歩、12000歩の人の死亡率は低い

⬇

1日の平均歩数が多いほど死亡率は低い

（ただし1万歩以上は死亡率に大きな差はない）

出典　Saint-Maurice PF, et al.　Association of Daily Step Count and Step Intensity With Mortality Among US Adults. JAMA. 2020 Mar 24;323(12):1151-1160.
doi: 10.1001/jama.2020.1382. を元に作成

7 シニア世代は「1日8000歩」がいいのか？

健康ならどんな人でも目指すべきは1万歩

「えっ、1万歩？　8000歩がいいって聞いたけど？」

ウォーキングに興味があれば、中にはそう感じた方もおられると思います。

ウォーキングの歩数目安にはさまざまあり、中には8000歩を推奨しているものもあるでしょう。**ただ8000歩というのは、おそらく65歳以上の高齢者向けのもので、メタボ予防やストレス解消を求める現役世代の目標ではありません。**先にご紹介した「健康日本21」にも、20〜64歳の方の1日の歩数は**「男性9000歩、女性8500歩」**を目指すと書かれています。

しかも人生100年時代の今、「65歳からは高齢者」と決めつけることに、私は違和感を覚えています。日々いろいろな方を診察している医師としては、体力は個人差が非常に大きいことを実感しており**「年齢＝体年齢」とは言い切れない**と思っています。

そこで**体力に自信がある人は60代以上であったとしても「1日1万歩」を目指していい**というのが、今の私の見解です。

「平均寿命」とは別に、元気に過ごせる年齢を示す**「健康寿命」**がありますが、これは平均寿命マイナス10歳と言われ、令和元年の厚生労働省のデータによると、**男性の健康寿命は73歳、女性が75歳**と言われています。

これだけ高齢化が進むと**「ずっと寝たきりでもいいから、1日でも長く生きていたい」**と願う人は少数派だと思います。

健康寿命を少しでも延ばしたい人や、70代以降もより良く生きたいと願う人は、ご自身の持病や体力に応じて、ぜひより多くの歩数を歩いていただきたいと思います。

ちなみに1万歩を一気に歩く必要はありません。本書では「朝3000歩」「昼3000歩」「夜4000歩」など、**トータルで1万歩歩けばいい**という提案をしていきます。

具体的には第4章でお伝えしますが、まずは「1日1万歩」を目指して、続けることを目指しましょう。

8 「ウォーキング」と「ひざ痛」に関連はない

有名医学誌が「ひざ痛」と「ウォーキング」の因果関係を否定している

有酸素運動の代表とも言えるウォーキングにはたくさんのメリットがありますが、**特筆すべきデメリットがないのも見逃せない「メリット」**です。

この点を軽んじてはなりません。なぜなら健康法というのは、継続・習慣化してこそ意味があり、**デメリットがないことは大きなメリット**であるからです。

ウォーキングは「ひざ痛」を心配される方もおられますが**「ウォーキングと変形性膝関節症の因果関係は認められない」**という調査結果が、世界的に有名な医学雑誌に発表されています。[※9] 筋トレやランニングと比較して「体力・運動能力」を必要としないのも、ウォーキングの素晴らしいところ。**「ダンスは無理」でも「歩くことが難しい」人は少ないでしょう**。メタボに悩む人も、シニア世代も、忙しいビジネスパーソンも、「歩くだけ」なら無理なくできるのではないでしょうか。

「歩くだけで健康になれるというのは朗報だ！」。これは私自身の実感でもあります。

かつて私の健康とストレスの解消法は**「水泳」**で、長年、**診察が終わるとジムに行ってプールで泳ぐ**習慣がありました。研究や執筆、テレビ局に依頼された健康番組の企画案など、泳ぎながらアイデアを練ることもしばしば。ところが新型コロナウイルス感染症発生からの3年間は患者さんが激増し、私が診察室で座る時間は1日12時間超。帰宅したら**くたくた**、悲しいことに**多忙でボロボロ**、体重も増えていきました。

そこでランニングを始めたところ**50代という年齢もあってか体力的にはなかなかつらい！**　困り果てた私は、いわば消去法でウォーキングを始めたのですが**これが驚くべき効果をもたらしました。**毎朝、昼、夜にと**スキマ時間でウォーキング**をするうちに、体重は減り、体調もよくなっていったのです。

ただ**私は医師であり論文マニア**でもあります。自分の経験だけで「ウォーキングが最高の健康法だ！」と断言することはできません。そこで**エビデンス**を求めて科学論文を調べたところ、ウォーキングの効果については、**『ランセット』**など、査読の厳しさで知られる権威ある学術誌に掲載されているものも多く、**改めてその効果に感嘆**しました。

そこでここからはこうした論文を元に、ウォーキングがあらゆる悩みに効果があることをご紹介していきたいと思います。

ウォーキングの効果1

「肥満」に効く

一度に歩くより こまめに歩くと やせやすい

「やせれば健康になるのは当たり前だし、やせるには筋トレの方がいい」

筋トレはブームから定番に変わり、**「ウォーキングのような有酸素運動では筋肉がつかない」**という意見もあります。たしかに美しい**マッチョボディ**や**筋肉増強**を目指すなら、ウォーキングのような負荷が低い運動より筋トレがいいでしょう。

大臀筋、大腿四頭筋、ふくらはぎのヒラメ筋など、大きな筋肉が集中している下半身を鍛える際、**「ウォーキングでは強度が足りない」というのはその通り**だと思います。

しかし筋肉モリモリになるのは、われわれにとってプラスαの話です。「忙しくて運動不足」という、私のような「若いとは言いがたい人」、あるいは「太り気味で腹が出ている」「健康に不安がある」など悩み深き大人については、**筋トレより先に内臓脂肪を落とすウォーキング（有酸素運動）**をおすすめしたいと思います。

こうした大人にはおなじみの「メタボ」こと**「メタボリックシンドローム」**。

これは、おなか周りがぽっこりする内臓脂肪型肥満をきっかけに、「中性脂肪やコレステロールが増え」→「高血圧・高血糖・脂質異常症を招き」→「動脈硬化から心筋梗塞や脳梗塞を引き起こす」という厄介なもの。**内臓脂肪は「認知症リスク」にも関係するので実は注意が必要**です（詳しくは第3章参照[※10]）。

メタボで内臓脂肪が多いと、血糖値を下げるインスリンの機能が低下し高血糖になってきます。そして血糖値が高いと血管が傷つき、将来の心臓病や透析、失明や足の切断のリスクになる上に**「なんとなくやる気が出ない」というメンタルの不調**まで引き起こします。

21世紀を生きる私たちの食生活は、好きなものを普通に食べるだけで糖のとり過ぎになりがちです。たとえば気合いを入れるための**エナジードリンク**も、たまの楽しみの**限定フラペチーノ**も、高血糖の要因です。

そこで効果的なのが有酸素運動であるウォーキング。有酸素運動は糖質やたっぷりたまった内臓脂肪を燃やし、エネルギーに変える力を持っています。

次の図は、ニュージーランドのオタゴ大学が、糖尿病や高血圧ではない18歳から40歳までの人を対象に、ウォーキングと血糖値の関係を調べた調査です[※11]。

この調査によると**「30分ごとに100秒、こまめにウォーキングするグループ」が、最も血糖値を下げる**ことがわかりました。

こまめに歩くと太りにくい

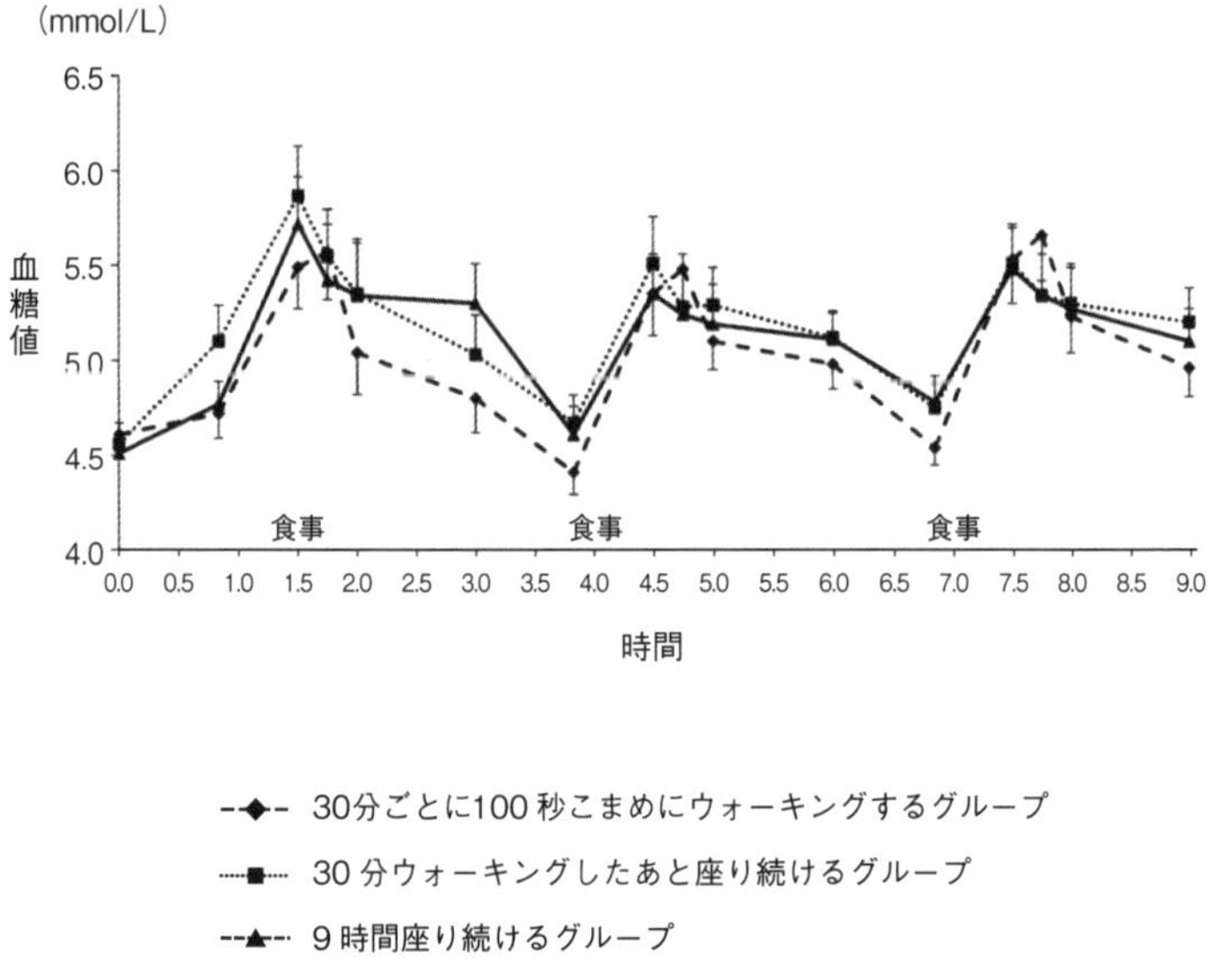

一気に歩くより
こまめに歩いた方が
血糖値が下がり肥満を防げる

出典　Peddie MC, et al. Breaking prolonged sitting reduces postprandial glycemia in healthy, normal-weight adults: a randomized crossover trial. Am J Clin Nutr. 2013 Aug;98(2):358-66. doi: 10.3945/ajcn.112.051763. Epub 2013 Jun 26. を元に作成

「30分に一度、1分半ほど歩けば血糖値が下がり肥満を防げる」というのは、つい甘いものや炭水化物を食べてしまう人にとって、朗報ではないでしょうか？

BMI25以下になれば確実に血糖値は下がることがわかっているので、太り気味の方は、ぜひこまめに歩いていただきたいと思います。

ウォーキングの効果2

「エイリアン脂肪」が落ちる

異所性脂肪（エイリアン脂肪）も歩けば撃退できる

内臓脂肪と紛らわしいのですが、心臓、肝臓、骨格筋（筋肉）など、本来つかないところにつくのが**「異所性脂肪」**。特に心臓の周りにつくものを、テレビなどでは**「エイリアン脂肪」**と呼んでいます。

エイリアン脂肪は心臓の周りの冠動脈にダメージを与え、心筋梗塞や心不全の原因ともなる恐ろしいものです。[※12] あるテレビ番組でタレントさんたちのＭＲＩ（体の断面を撮影したもの）を撮ったところ、まさに心臓がエイリアンに侵略された方がいて、「身近なリスクだ」と改めて実感しました。

筋肉に異所性脂肪がつくと、焼肉屋さんでおいしくいただく「霜降り肉」と同じ状態になるのですが、これが肝臓につけば**まるでフォアグラという「脂肪肝」**になってしまいます。さらにこれが悪化すると**肝硬変**、**非アルコール性肝炎**、**肝臓がん**のリスクとなったり、**生活習慣病**にもつながります。

自覚症状がないのに、いつの間にか肝臓や心臓をぐるっと取り巻いて、病どころか死に至らせる――異所性脂肪はそんなとても恐ろしいものです。

ただ食事療法、運動療法によって脂肪肝は確実に軽減します。

その筆頭がウォーキングです。運動で肝機能の数値がよくなったというデータは山のようにありますが、**肝臓の医師が真っ先にすすめる運動はウォーキング**です。エイリアン脂肪の対策にもウォーキングは有効で、心臓病の発症リスクを抑制します。

「皮下脂肪」「内臓脂肪」「異所性脂肪」のうち、一番落ちにくいのが「皮下脂肪」で、女性の多くが気にするのもこの皮下脂肪ですが、実は内臓脂肪、異所性脂肪の方がはるかに怖いものだと言えます。

それでいてこの2つは**「歩くだけで落ちやすい」**という性質があるのですから、どんどん歩いてエイリアンを撃退しましょう。

ウォーキングの効果3

「サルコペニア肥満」を防げる

知らないうちに筋肉が減るサルコペニア肥満も歩けば防げる

脂肪と筋肉について、もう一つ押さえておいた方がいいのは**「サルコペニア肥満」**です。これは**知らないうちに脂肪が増えて筋肉が減る肥満**で、身体機能の低下、骨折、寝たきり、そして最近言われる**フレイル（高齢者の虚弱）**にもつながります。[※13]

サルコペニア肥満になると、がんによる死亡率が上がり、心血管疾患のリスク・手術の死亡リスクも上昇するなど、残念なトピックは決して少なくありません。

しかしこれも、諦めるしかないわけではありません。

『サルコペニア診療ガイドライン』には、日本人3600人を対象とした10年間の調査の結果、**歩数が多いほどサルコペニア発症リスクは低下する**ことが書かれており[※13※14]、歩数が1000歩増えるごとに、確実にサルコペニアのリスクが減ることもわかっています。筋肉量が減ってサルコペニアになり、「寝たきりの老後」を迎えずにすむよう、ぜひともウォーキングを取り入れていただきたいと思います。

ウォーキングの効果4

「感染症の重症化リスク」が低下する

「週150分の運動は感染症の予後を改善する」

新型コロナウイルスの大流行で、私たち医療現場の人間が恐れていたのは、「感染」そのものよりも**「重症化」**でした。

既往症があったりご高齢だったりする著名人が命を落とした悲しいニュースは、みなさんもいまだ記憶に新しいことと思います。

これから「ウィズ・コロナ」の時代になっても、変異ウイルスは登場すると思います。

そこで大切なのが**「感染予防」**と**「重症化リスクを下げること」**。

アメリカで新型コロナウイルス患者と運動習慣の関係を調べた調査[※15]によると、感染した男女約4万8400人（平均年齢約47歳）を、運動の頻度によって3つのグループに分けたところ、「ほぼ運動しない人」は「よく運動する人」「中程度の運動をする人」に比べて、入院リスク、死亡リスクが高いことがわかりました。

感染症の重症化を避けるためにもウォーキングは有効だということです。

新型コロナウイルスと運動習慣の関係

＜調査＞

新型コロナウイルスに感染した18歳以上の男女48440名
（平均年齢47.5歳　女性61.9%）を以下の３グループに分けて
比較調査を実施

	運動時間	
ほぼ運動しない グループ	0～10分/週	14.4 %
中程度の運動をする グループ	11～149分/週	79.2 %
よく運動する グループ	150分/週以上	6.4 %

＜結果＞

ほぼ運動しないグループは、よく運動するグループ、
中程度の運動をするグループに比べて、
入院リスクやICU入室リスク、死亡リスクが高かった。

週150分以上の運動時間が新型コロナウイルス
患者の予後を改善した可能性がある

出典　Sallis R, et al. Physical inactivity is associated with a higher risk for severe COVID-19 outcomes: a study in 48 440 adult patients. Br J Sports Med 2021 Oct;55 (19):1099-1105. doi: 10.1136/bjsports-2021-104080. Epub 2021 Apr 13. を元に作成

ウォーキングの効果5

「高血圧」に効く

「歩いてやせれば降圧剤を減らせる可能性がある」

日本における**高血圧性疾患**の患者数は1503万人。

その原因は多岐にわたり、**塩分の過剰摂取**、**肥満**、**喫煙**、**アルコール過多**、**運動不足**、**ストレス**の他、**加齢**や**遺伝**など複合的な要素が関与します。また**甲状腺や副腎などホルモンの病気、睡眠時無呼吸症候群**でも高血圧を生じます。

肥満が原因で血圧が高く、薬を服用している場合には**「1キロやせると血圧は1ミリメートルHg下がる」「4〜5キロやせれば降圧効果がある」**という報告[※16]もありますので、肥満傾向があり、血圧の高い方はまず、**ウォーキングを続けることで減量するのがおすすめです。**

高血圧性疾患の方の場合、減量に成功すればそれだけで、何種類もの降圧剤を減らせる可能性がでてきます。

健康診断などで高血圧を指摘されたとき、**すぐには降圧薬を飲みたくない**と考える人が多いですが、そういう方に私は減塩とともにウォーキングをおすすめしています。

頭痛やめまいなどの自覚症状がある場合は、早期の内服治療を検討しますが、自覚症状がなければまずは減塩、ウォーキングによるダイエットをしていただき、それでも血圧が下がりきらなければ、相談の上で降圧薬を処方します。

血圧の高い方が激しい運動をすると、さらに血圧上昇をきたすリスクがあるのですが、**ウォーキングは高血圧治療ガイドラインにも記載されている安全な運動療法**なので、みなさんにおすすめしているというわけです。[※17]

ウォーキングの効果6

「糖尿病」に効く

「食事療法に加え運動すると糖尿病は確実に改善する」

日本に**糖尿病の予備軍は１３７０万人**いると言われています。

糖尿病は**「失明」「心臓病」「腎不全」「足の切断」**など、重篤な症状につながることもある怖い病気で、令和元年の国民健康栄養調査によると、過去に糖尿病治療歴がある、あるいは糖尿病の血液マーカーＨｂＡ１ｃの数値が６・５以上ある人は、糖尿病の疑いが強いとされています。日本にはこういう方が20歳以上の**男性で19・7％**、**女性は10・8％**いると言われています。

糖尿病で多いのは「２型」と言われるもので、これはインスリンの分泌が少なかったりその働きが悪くなることで起こります。原因は遺伝的な要素に加え**「食べ過ぎ、運動不足、肥満」**の３つ。これらが重なって発病します。

糖尿病のような慢性疾患にも、ウォーキングは効果があります。

カリフォルニア大学サンディエゴ校で行われた、高齢女性およそ５０００人を対象とした調査[※18]があります。

これによると**1日の歩数が2000歩増えると、糖尿病発症リスクが12%低下する**ことがわかりました。さらにはこれが少し汗をかくような速さのウォーキングであった場合には、糖尿病リスクは**14%も低下する**ことがわかったのです。

糖尿病の治療には、通常「食事療法」と「運動療法」が組み合わされ、順天堂大学の調査[※19]によると、**「食事＋運動療法グループ」では、異所性脂肪である筋肉内脂肪が19%減少し、インスリン感受性は57%増加する**という改善報告がなされています。

一方、**「食事療法だけのグループ」では、筋肉内脂肪もインスリン感受性も変化がなかった**ということでした。

これは**運動が糖尿病にいかに大きく影響するかがわかる報告**であるとともに、先にご紹介した恐ろしい**異所性脂肪**をそぎ落すためにもウォーキングは有効であることを裏づける論文でもあると言えます。

思い起こせば大学病院に勤務していた頃、昼休みに糖尿病の患者さんたちが散歩をする姿をよく目にしました。あれは医師からの「食後は歩いてください」という指示だったと思います。あの光景も**「運動＋食事療法」の実践**だったということです。

ウォーキングの効果7

「腎臓病《じんぞうびょう》」に効く

食事・透析以外にも自分でできることがある

慢性疾患にはいろいろありますが、**「糖尿病」と並んで困っている人が多いのが「慢性腎臓病」**かもしれません。

「残念ながら、腎臓をよくする薬はないんです。減塩してたんぱく質を控えて、腎臓の負担を減らすしかありません」——腎臓病の医師が患者さんにこう説明するのは定番ではありますが、おそらく心苦しいことでしょう。味が薄くて肉や魚は控えめにとなると、**あまりおいしくない**からです。

慢性腎臓病患者は日本の成人の約13％、およそ1330万人で、65歳以上の高齢者では男性の約30％、女性の約40％にのぼると言われています。

重症化して透析を受けている患者さんは約30万人、これは高齢者の100人に1人に相当するので、他人事ではありません。

腎臓の仕事は「血液」をろ過して、悪いものやいらないものを排除、きれいなものだけを血液中に戻していくことですが、腎臓病はその機能が弱くなる病気です。

主な発症原因は「加齢と高血圧と糖尿病」ですから、**「肥満とメタボと脂質異常症」**という、おなじみの3点セットがこれに影響していきます。

現在のところ治療薬も限られ、長い間**「食事療法をしても悪化をすれば透析しかない」「加齢によるものだから仕方ない」**と言われていた腎臓病ですが、ごく最近**「運動で腎機能の低下を予防できる」**という、希望の持てるデータが出てきました。

アメリカでの高齢者を対象とした調査[※20]によると、「ウォーキングをするグループ」と「運動をしていないグループ」を観察すると、**「ウォーキングをしているグループ」は、腎臓機能の低下がゆるやかだった**ことがわかったのです。

歳をとればとるほど腎臓の機能は下がっていくので、劇的な改善というのは難しいものの、「ウォーキングのおかげで機能低下がゆるやかになった」というのは画期的なこと。

私は論文を読みながら、大変嬉しくなりました。

加齢によって、日本人の3人に1人がなると言われる腎臓病。いくつになってもおいしいものを食べられるように、若いうちからウォーキングを始めていただきたいと思います。

「心筋梗塞」「脳卒中」に効く

「日本人の「死因トップ3」はウォーキングで撃退する」

2022年の人口統計資料集によると、日本人の死因第1位は悪性新生物（がん）、第2位は心筋梗塞などの「**心疾患**」、第4位は「脳血管疾患」いわゆる「**脳卒中**」で、このうち血管が詰まるのが「**脳梗塞**」、血管が壊れるのが「**脳出血**」「**くも膜下出血**」。心筋梗塞と脳卒中はいずれも**血管のダメージ**からくる病気です。

死因第3位は「老衰」なので、実質この3つが死因となる病気トップ3と言えますが、心筋梗塞と脳卒中は単純に言うと、硬いゴムホースのようになった血管の内側に、悪玉と言われるLDLコレステロールなどのヘドロがつき、血管が狭くなって血流が滞り「**動脈硬化**」が起こることで発症します。

狭くて弾力のない血管を急激に大量の血液が通ることで、血圧が上がり高血圧になる。それを解決するために日本では約993万人が降圧剤を服用しています。

動脈硬化の主な原因は、一般的に「**高血圧、糖尿病、脂質異常症、喫煙」の4つ**ですがこれは「**卵が先か、にわとりが先か**」の関係で、血管の状態がよくなれば「薬が減らせる、病気を防げる」というメリットが期待できます。

「高血圧や動脈硬化は薬を飲むしかない」という割り切った声もあります。

たしかに**いったん狭くなった血管は元に戻りません**ので、医師は降圧剤を処方します。

ただこの薬は対症療法ですし、高齢になって他の病気も存在すれば複数の薬を飲むことになり、**薬の飲み合わせの問題**や**副作用が生じるリスク**も伴います。そこで薬による治療以外に**「食事制限・減塩・ウォーキング」**の3つが推奨されているわけです。

ただ日本はおいしいものが多すぎるので、食事制限はなかなか難しく「つい食べてしまって挫折」という人も多いのが現実です。

減塩についても厚生労働省は２０２０年「1日当たり男性は7・5グラム未満、女性は6・5グラム未満」が目標と言っています。しかし日本人はもともと塩分が多めの食習慣。**「味噌汁は具だけ食べて汁は飲みほさない」**など意識はしても、完璧には至らない人が多いでしょう。

こうした事情を考慮すると**「食事制限・減塩・ウォーキング」の3つを比べた場合、一番続けやすいのはウォーキングである**というのが私が出した結論です。

65歳以上（平均75歳）の高齢者約３０００人について、およそ20年にわたって心筋梗塞などの発作と運動の関係を観察したイタリアの研究[※21]によると、なんとそのうちの約１００

0人が心筋梗塞や脳卒中を起こしていたことがわかりました。

ただその一方で、**1日20分以上、ウォーキングのような軽めの運動と筋トレや水泳など、強めの運動を組み合わせて行っていた人は、心臓発作や脳卒中の発生率も死亡率も低かったことがわかりました。**

カリフォルニア工科大学の調査[※22]には**「ダイエットに成功した後リバウンドしない人は、座っている時間が短い」**という報告があります。

ダイエットに成功して3年以上やせたままでいる人が座っている時間は、太ったままの人より3時間短く、コンピューターを使ったりゲームをしたりしている時間も1時間短くなっていたそうです。

「運動をすれば座っている時間が減り体重が減る」→「体重が減ると血圧が下がる」→「心筋梗塞や脳卒中を防ぐ」の好循環は何より病気を防ぎます。

薬を飲んでいなくても、太り気味だったり健康不安のある人には、血管のためにもウォーキングをおすすめします。

もしもスモーカーなら真っ先に禁煙をおすすめしますが**「50歳以上の人が体を動かすようになると、禁煙と同じくらい死亡リスクを下げる効果がある」**というスウェーデンの調査報告[※23]もあります。ぜひ決断の参考にしてください。

死因第４位！　肺炎の発症は50代から

ウォーキングの効果９

「肺炎」に効く

先にもお伝えしたことですが「激しい運動は免疫力を低下させ、軽い運動は免疫力を上げる」。これはアメリカのノースカロライナ州アパラチアン州立大学による報告[※24]です。

またカリフォルニア州ロマリンダ大学からは**ウォーキングをする人は風邪をひいても早く回復する**という報告があります[※25]。

アメリカでは昔から**「風邪のひきはじめには有酸素運動がいい」**と言われていますが、免疫力を上げて風邪をひかないようにすれば**肺炎の予防**にもつながります。

実は日本人の死因の「第５位」は肺炎、「第６位」は誤嚥性肺炎。この２つを合わせると**肺炎は日本人の死因「第４位」**になっています。

肺炎は細菌やウイルスが肺まで入り込んで炎症を起こす病気です。

細菌やウイルスは人間にとって「常にすぐそばにいる敵」ですが、私たちは通常、鼻・口・喉で撃退し、そこでだめなら気管・気管支で排除します。

ところが免疫力が落ちていたり風邪やインフルエンザで傷ついていると、鼻・口・喉の撃退チームは細菌やウイルスを追い出せず、「肺という城」は陥落して肺炎に至ってしまいます。高齢者の場合、これが**死につながりかねない**ので予防は常に重要です。

北海道大学が65歳〜79歳の日本人2万2300人について12年にわたって調査を行い、肺炎で亡くなった1200名とウォーキングの関係を調べたところ、[※26]**「1日に1時間以上歩いている人」は肺炎による死亡リスクが低かった**ことがわかりました。逆に、**1日30分未満しか歩いていない人は、心筋梗塞や脳卒中の既往症がなくても、肺炎による死亡リスクが33%も上がる**こともわかっています。

『Gero Science』というアメリカの学会雑誌に発表されたイギリスからの報告[※27]でも、身体活動と肺炎のリスクに関する10論文、トータル104万人を対象とした解析の結果、**日頃から運動習慣があり運動量が多い人は、少ない人に比べて31%肺炎リスクが低下、肺炎関連死亡率も36%低下している**ことが判明しました。

高齢者の場合、唾液や食べ物が誤って気道に入ると、咳き込んで終わりとはいかず、そこについた細菌などが肺に入って炎症を起こす**「誤嚥性肺炎」**が多く見られます。

歯磨きがしっかりできていなかったり歯肉に炎症などがあったりすると、口の中は細菌だらけになりますし、飲み込む力は年齢とともに弱まるので高齢者は常に危険と隣り合わせ。だからこそ**誤嚥性肺炎は「健康寿命の大敵」**とされています。

誤嚥性肺炎になった人は、「負のスパイラル」に入ることも少なくありません。

肺炎で入院すれば、**寝たきりになる→体力が落ちる→日常の動作（起きたり移動したり食事をとるなど）ができなくなる。**そうすると全身の機能が衰えてさらに動けなくなり、嚥下《えんげ》機能（飲み込む力）が衰えて再び肺炎となり再入院……そんなスパイラルに陥るのです。

ですから「たかが肺炎」とあなどらず、寝たきりになることを避けるためにも、1日1時間以上のウォーキングを心掛けるようにしてください。

日本呼吸器学会の診療ガイドラインには、誤嚥性肺炎の予防策として**「第一に肺炎球菌ワクチン、第二に口腔ケア」**と記載されているのですが、医師が関与せず肺炎を予防できる第三の予防策が運動（ウォーキング）です。

実は誤嚥性肺炎の発症が始まるのは50代[※28]**。**決して高齢者の病気ではありません（60代はこれがさらに急増します）。現役世代も決して人ごとにせず、ウィズ・コロナの時代は特にこれに備えて、ウォーキングを習慣にするようにしてください。

肺炎の負のスパイラル

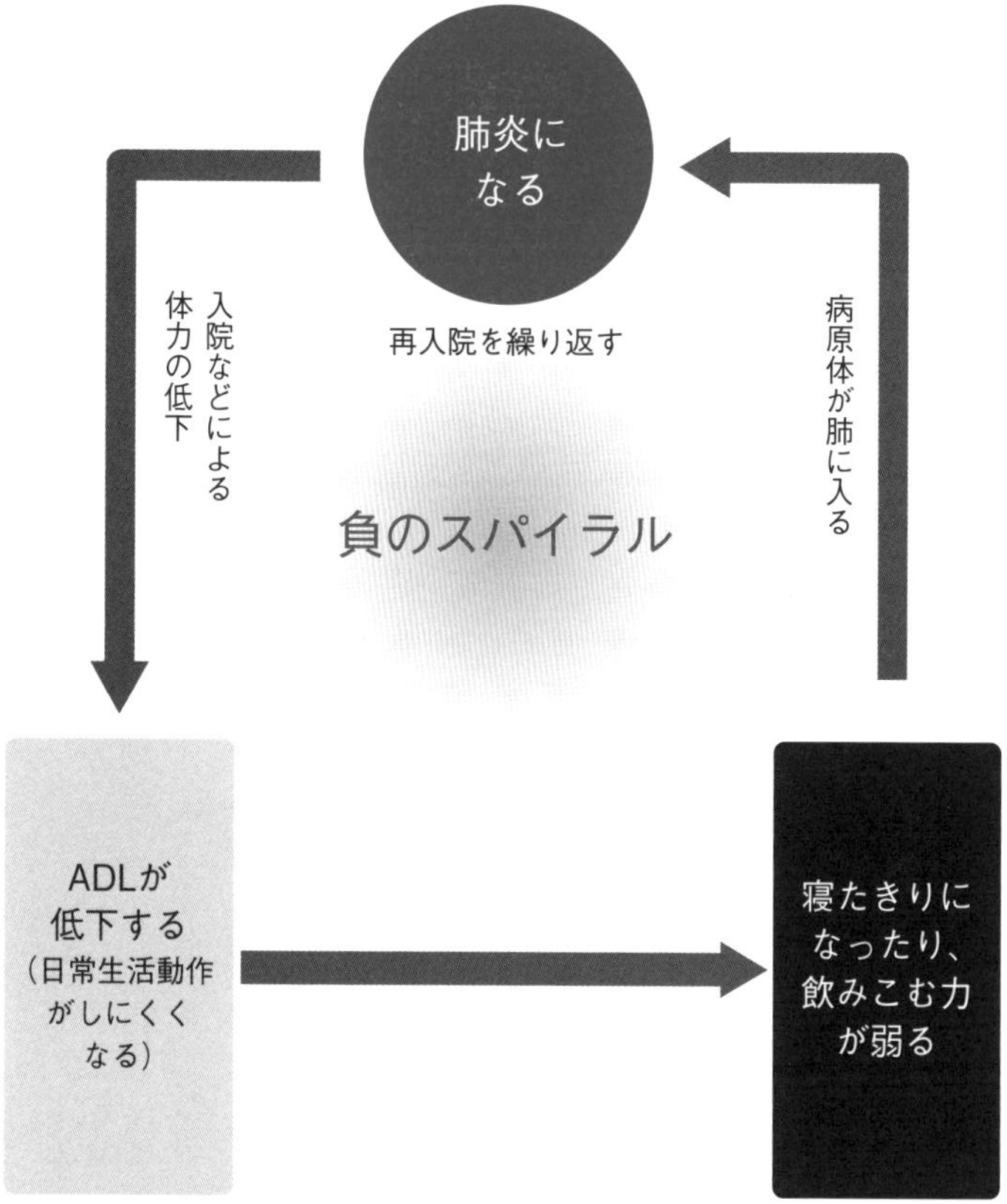
肺炎に
なる
入院などによる
体力の低下
再入院を繰り返す
病原体が肺に入る
負のスパイラル
ADLが
低下する
（日常生活動作
がしにくく
なる）
寝たきりに
なったり、
飲みこむ力
が弱る

ウォーキングの効果10

「13種類のがん」予防に効く

アメリカとヨーロッパの18万7000例のがんを取り上げた「がんと身体活動の大規模調査[※29]」があります。

これは19歳〜98歳（平均年齢59歳）の144万人の男女が協力したリサーチで、この調査によると、**運動によって乳がん、膀胱がんをはじめ、13のがんのリスクが低下していた**ことがわかりました。

また**大腸がんは歩くことで予防でき予後もよくなる**こともわかってきました。

50歳〜64歳の、がんの既往歴がない5万5000人を対象にしたデンマークの調査[※30]によると、歩くことで大腸がんの発症が予防できた可能性があったことが判明しました。

この調査では、参加者を5つのライフスタイル指数で分類（①運動　②腹囲　③喫煙　④飲酒　⑤食生活）、約10年の観察期間を設けたところ、680名が大腸がんに罹患。しかし5つの指数のうち1つでも健康的な推奨値を達成していた人は、大腸がんの発症を

13%、5つ達成していた人は**23%**、予防できた可能性があったことがわかりました。

大腸がんの患者の生存率とウォーキングの関係は、がん研究に関する超一流の国際誌に発表されたアメリカの調査[※31]にも存在します。

この調査によると、**週150分のウォーキングをしていた患者は、運動量の少ない患者より死亡率が低かった**ことがわかりました。それとは逆に、**座って過ごす時間が1日6時間以上の患者は、1日3時間未満の患者より死亡率が高かった**こともわかったそうです。

国立がん研究センターは「禁煙」「節酒」「食生活の見直し」「身体を動かす」「適正体重の維持」の5つの健康習慣を実践すれば、がんリスクはほぼ半減すると発表[※32]しています。

がんにも運動が効くことを知ったことは、医師として驚くべき発見でした。

ウォーキングなどの運動で13のがんのリスクが低下

食道腺がん	0.58倍
肝臓がん	0.73倍
肺がん	0.74倍
腎臓がん	0.77倍
胃噴門部がん	0.78倍
子宮がん	0.79倍
骨髄性白血病	0.80倍
骨髄腫	0.83倍
大腸がん	0.84倍
頭頸部がん	0.85倍
直腸がん	0.87倍
膀胱がん	0.87倍
乳がん	0.90倍

出典　Moore SC, et al. Association of Leisure-Time Physical Activity With Risk of 26 Types of Cancer in 1.44 Million Adults. JAMA Intern Med. 2016 Jun 1;176(6):816-25. doi:10.1001/jamainternmed.2016.1548. を元に作成

＊　＊　＊

以上、ポイントのみ見てきましたが、ウォーキングが多くの病気やその予防に効果があることがおわかりいただけたでしょうか。

ウォーキングはこれらに加えて、**「睡眠改善」**や**「メンタルの不調解消」**、**「脳の活性化」**などにも効果があることが、科学的根拠とともに発表されています。

これらウォーキングのメリットを、私としてはこのまま果てしなくお伝えしていきたいところですが、第1章はこのくらいにして次の第2章では、**メンタルを整えるウォーキングのパワー**についてお伝えしていきたいと思います。

1日1万歩の効果について、この先もぜひお楽しみください。

第2章

歩けば「不安」や「うつ」が消える

ウォーキングで心身を整える

「4人に1人」が心の病気になる時代

ウォーキングは「心」にも効く

厚生労働省の調査では心の病気で病院にかかっている人は全国で420万人。これは日本人の30人に1人に相当します。病院には行かずとも「プチ不安」を抱える人はさらに多く、「一生のうちに4人に1人が心の病気にかかる」と言われると他人事ではありません。

第1章では「『1日1万歩』があらゆる悩みを解決する」と題して、ウォーキングが肥満や病気を遠ざけることについて、エビデンスを元にお伝えしました。

メタボなどの肥満や生活習慣病のような「病気の芽」のある方は、歩くことで早めにこの芽をつみとることが肝心です。

ところで「病気の芽」って、これだけでしょうか？

・病気ではないけれど体が重い
・だるい
・理由もなく不安
・口うるさい上司がいてストレスがたまる
・なんとなくやる気が出ない
・寝つきが悪く、眠りが浅い
・頭痛がする
・肩がこる
・冷える
・食べすぎ飲みすぎになる
・胃が痛む
・腸の調子が悪くなる（便秘・下痢）

こうしたメンタルを根とした症状も「病気の芽」になりがちです。

体に現れた病気の芽が育つと、本当の病気になってしまいます。「うつ」など心の病気はもちろん、ストレスから「がん」になることもありえます。※33

しかもメンタルは根本的治療薬がなく抗不安薬は対症療法と言えるものです。
だからこそ心がくたびれ過ぎないように、まめにケアすることが重要です。

実はうつ病にウォーキングが効くことが科学的に証明されています。

ブラジルのゴイアス連邦大学の研究※34によると、慢性不眠症で運動不足の患者21人が4カ月間ウォーキングを実施したところ、睡眠レベルと抑うつ症状が改善し、「ストレスホルモン」と言われるコルチゾールが減少したことがわかりました。

ウォーキングをして「ストレスホルモン」が減ると、睡眠時間が増えることでストレスがさらに減る――そんな好循環が起こったのだと思います。

第2章ではウォーキングで心をケアし、「プチ不安」や「なんとなく不調」、「うつ」を解消する方法をお伝えします。「自律神経、ホルモン、睡眠」とウォーキングの関係をざっくりつかみ、理解を深めていただきたいと思います。

1 毎日20分歩くだけで「うつリスク」は低下する

ただし女性は歩きすぎに要注意！

「1日1万歩、2カ月60万歩で不安・抑うつが改善する」

これは日本不安障害学会学術大会で報告された、東京大学大学院による調査[※35][※36]です。

ある企業で働く180人に歩数計を配り、2カ月で60万歩（1日1万歩）を目標にウォーキングキャンペーンを実施、その前後で「不安・抑うつの自己評価」をしてもらったところ、元気な人だけでなく「ややメンタルが弱っている」と開始前に答えた人も、**ウォーキングで不安や抑うつが改善していた**ことがわかりました。

また参加者を「目標歩数より少なかった人（1日1万歩未満）」「目標歩数の人（1日1～1万2000歩）」、「目標より多く歩いた人（1日1万2000歩以上）」に分けたところ、**男性はたくさん歩けば歩くほど、不安・抑うつが改善していた**こともわかりました。

一方、この調査で興味深かったのは、**女性はちょっと違う結果だった**ということです。女性の場合、目標歩数の人（1日1～1万2000歩）は、男性と同じく心の状態がよくなっていましたが、**多く歩きすぎると逆効果**だったのです。

ウォーキングは基本的に、年齢・性別を問わず「1日1万歩」をおすすめしたいところですが、この調査によると**「女性はがんばりすぎには要注意」**ということが言えそうです。

「最近は元気が出なくて1万歩なんて無理」という人にもいいニュースがあります。

カナダのトロント大学の研究グループが、運動とうつに関する30の論文を調べたところ[※37]、ここでも25の論文で**「運動するほど、うつ発症のリスクは低い」**ことが判明しました。

さらにこの調査では「週150分のウォーキングでも、将来のうつリスクが低下する」、つまり**毎日約20分歩くだけでも効果がある**ことがわかったのです。

これなら「気持ちが沈んでウォーキングをする余裕なんてない」という人も、通勤や買い物で気軽に試せていいですね。

2 ウォーキングは「ビジネスパーソン」に効く

たった4週間でストレスが減り生きやすくなる

「うつではないけれどストレスがある」。働く人の多くはこの状態だと思います。

家族の何気ないひと言や、仕事の人間関係に落ち込む日もあるでしょう。そんな「普通のビジネスパーソン」を対象とした、ストレスとウォーキングに関する調査があります。

産業医科大学が600人のビジネスパーソンを対象に「4週間ウォーキング」の調査[※38]をしたところ、もともと運動習慣がなかった人はストレスが減り、**社会とよりうまくやっていけるようになったと答えた**ことがわかりました。

ちなみに調査対象者の事前のメンタルチェックでは、みなさんストレスはあっても「うつ」というほどではないビジネスパーソンばかりです。

これを見るとやはり日常的に運動するのが一番ですが、**たった4週間でも変化がある**ので、忙しくてストレス過多なビジネスパーソンほど、歩くことをおすすめします。

4週間のウォーキングで自己効力感が上がる

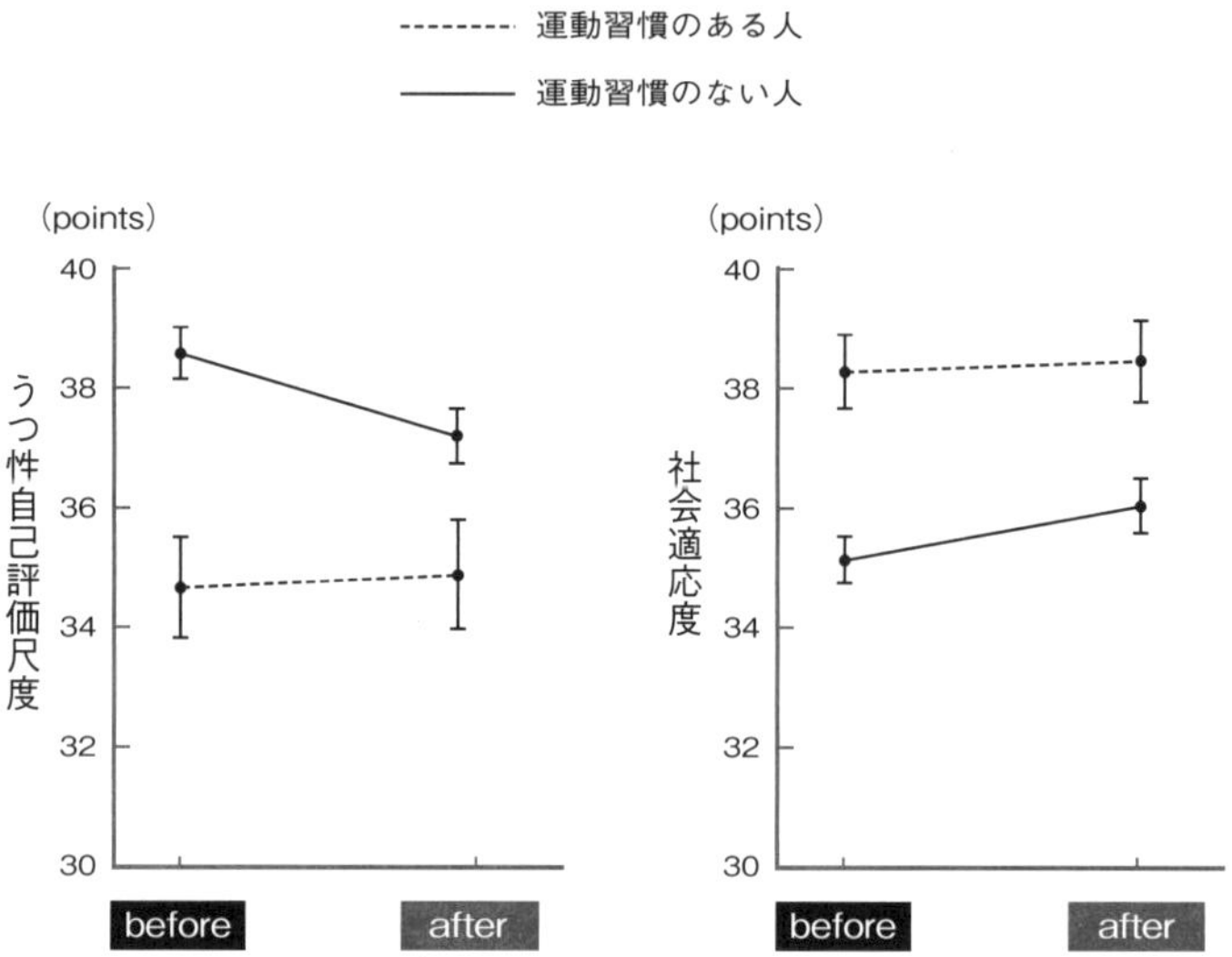

運動習慣がある人の変化は小さいが
運動習慣のなかった人はうつの自己評価値が低下
社会適応度は上昇し、ウォーキングは有効性を示した

出典　Ikenouchi-Sugita A, et al. The Effects of a Walking Intervention on Depressive Feelings and Social Adaptation in Healthy Workers. J UOEH 2013; 35: 1-8. を元に作成

3 「なんとなく不調」は〝自律神経〟と関係がある

歩けば「交感神経」と「副交感神経」が切り替わる

「ストレスで胃が痛い」「メンタルをやられて、おなかをこわした」これは**自律神経の乱れ**が原因かもしれません。

やる気が出ない、疲れが取れないなど、いわゆる**「なんとなく不調」**も、自律神経の乱れからきていることがあります。さらにはこれがいわゆる「自律神経失調症」に発展すると、さまざまな症状を引き起こします。

- 不安や緊張感が高まる
- 吐き気がある
- 汗をかく
- だるい・頭痛がする

・動悸やめまいがする
・眠れなくなる

これら自律神経の乱れとストレスがセットになると、**「神経性胃炎」**や**「過敏性腸症候群」「過呼吸症候群」**に至ることもあります。

自律神経には**「交感神経」（アクセル）**と**「副交感神経」（ブレーキ）**の2つがあり、私たちの体の中では、この2つが働いたり休んだりと、1日中入れ替わっています。

この入れ替わりがうまくいって自律神経のバランスが整うと、昼は元気に活動できますし、夜はリラックスしてぐっすり眠れます。ところが忙しい現代人はずっと交感神経が優位で**「活動のスイッチがオン状態」**になったままのことが多くあります。こういうときは副交感神経のスイッチをオンにして「リラックスモード」に切り替えないと、緊張状態が続いてくたびれて眠れなくなったり、心と体の不調にもつながります。

現代人が交感神経と副交感神経のバランスを整えるために有効なもの、それも「ウォーキング」です。**ウォーキングは科学的根拠がある「自律神経のバランスを整えるのに最適な運動」**でもあるのです。

自律神経の理想的なバランス

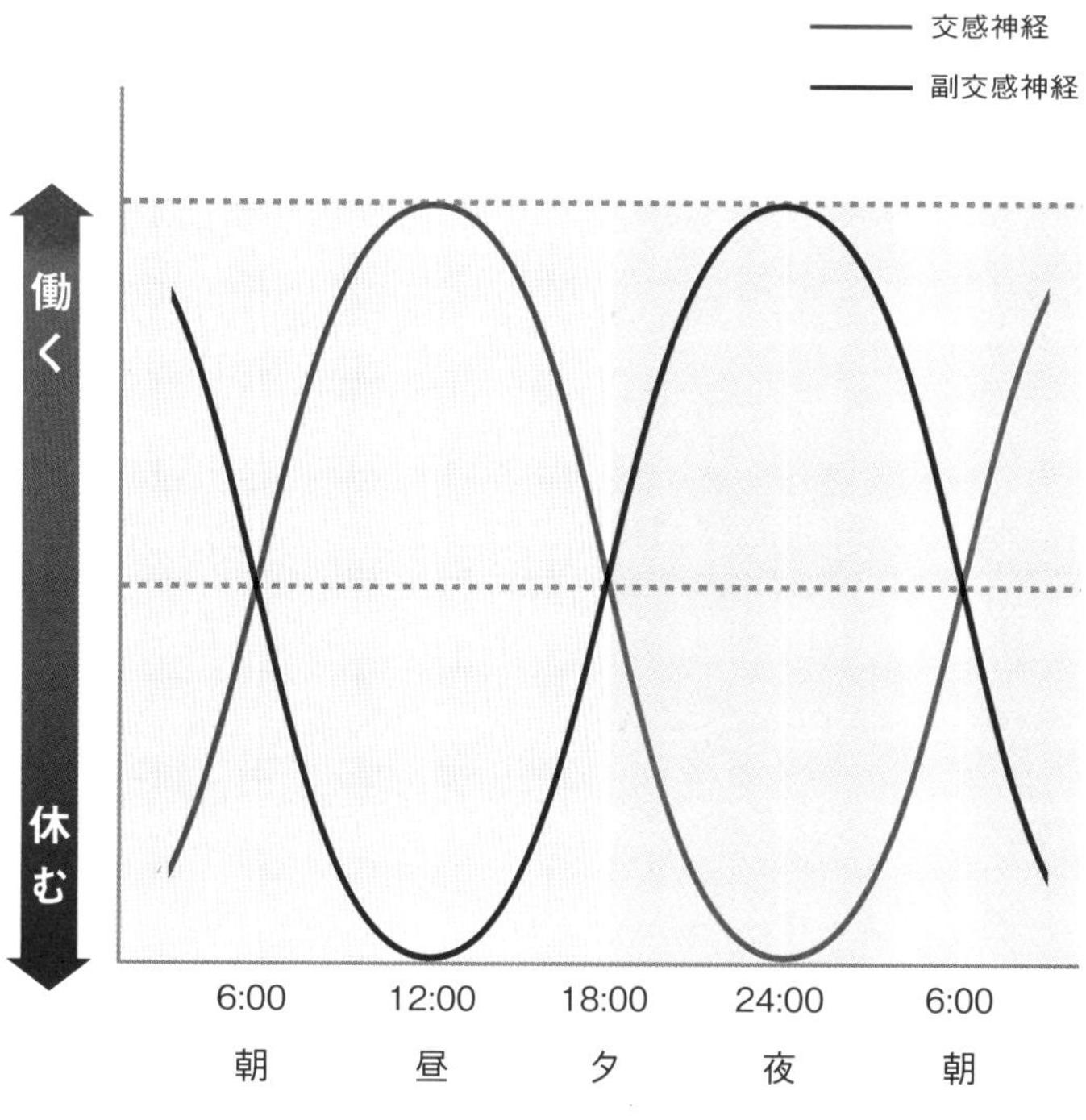

日中は交感神経が優位になって活発に活動
夜になると副交感神経が優位になり
リラックスモードになって良好な睡眠に至る

この波を整えることができるのがウォーキング

4 運動強度の低い運動が自律神経を整える

「キツい運動」より「ゆったり運動」のウォーキングが心に効く

自律神経はいろいろな仕事をしています。

血圧、心拍、呼吸のコントロールから胃腸による消化活動、汗をかくのも自律神経の働きですし、肝臓、腎臓、すい臓も自律神経によって動いています。

ただ**人間にとってこれらはいずれも無意識**の活動で、たとえば「血流を止めよう」と思ってもできません。つまり**「自律神経を鍛える」のは無理な話。**目に見えない働きですから、鍛えようがありません。

ちなみに「自律神経が乱れているか」は検査[※39]で調べられます。

このとき目安となるのが**心拍リズム**。私たちは「心臓は規則正しく動いている」と思っていますが、健康な人でもほんの少し変動します。心拍リズムは呼吸で変動が認められ、変動するのが普通です。

しかし自律神経が乱れていると、心拍リズムの変動の幅は小さくなります。

大阪人間科学大学の研究チームはこれを使って、運動の強さと自律神経に関する次のような調査[※40]を行いました。

この調査は健康な19人に、ジムによくある**フィットネスバイク（自転車漕ぎマシン）**を使って「ゆったり運動」と「やや激しい運動」をしてもらい、その後、心拍の変動を解析、交感神経と副交感神経の状態を調査するというものでした。

この調査によると**ゆったり運動が副交感神経を優位にする**ことがわかりました。このゆったり運動は心理的にも効果があり、「不安・緊張・抑うつ」が改善。しかも画期的だったのは**たった1回でもすぐに効果が出た**点です。

「フィットネスバイクなんて家にないよ」という方も心配はいりません。

私は誰でもできるゆったり運動として、**ウォーキング**をおすすめしています。ウォーキングなら機械で強度を調節しなくても、自分の感覚でゆったり歩くことが可能です。

通常、自律神経の検査は限られた施設でしか行われていませんので、自律神経の乱れを感じても、検査でチェックすることは難しいのが現状です。

そこで自律神経が乱れているかもしれないと不安を持っている方に、私はウォーキングをおすすめしたいと思います。

無意識が支配する自律神経を、唯一、意識的にコントロールできるのが「呼吸」。深い呼吸をすれば副交感神経が優位になります。

そこで呼吸器内科医の私としては、**深い呼吸を意識しながらウォーキングのようなゆったりとした有酸素運動をすることで、自律神経のバランスを整えていただきたい**と考えているのです。

このときウォーキングは次の順に行うことを、日本循環器学会などがすすめています。[※41]

①ウォームアップ（息が上がらない程度にゆっくり歩く）
②ウォーキング（息がやや上がるくらい、やや速く歩く）
③クールダウン（息が上がらない程度にゆっくり歩く）

3番目のクールダウンは2〜3分。これで「やや速いウォーキング」中に上がった心拍数をゆっくりと下げ、同時に少しずつ交感神経の活動を下げていきます。

クールダウンをすることで、運動後の徐脈（急に脈が遅くなること）や血圧の急低下を予防し、副交感神経をゆっくり上げる効果もあります。

まずは1回歩いてみる。その結果すぐに効果を実感したら、継続しやすく習慣化につながりやすいと思います。

ウォーキングの効果1

「ストレス腸」が元気になる

原因不明の下痢便秘・過敏性腸症候群も歩けばよくなる

自律神経の乱れによる**「プチ不調」**の中には、病気が隠れている可能性もあります。

ですから不調を感じたら、定期健康診断だけでなく、病院に相談していただきたいと思います。ただ**明らかに症状があっても原因がわからない**こともあります。

たとえば、

①下痢と便秘を繰り返す
②いつもおなかが張っている・痛む
③電車の中で突然トイレに行きたくなる

こうした症状からは、大腸がんや潰瘍性大腸炎などの病気も疑われるため、その検査として、大腸の内視鏡検査をおすすめします。

でも検査すると何もない。そういう場合は**過敏性腸症候群**と診断されます。

これははっきりとした原因はわからないものの、**精神的ストレスが関係する**と言われています。

腸はミミズのように伸び縮みする「蠕動運動《ぜんどううんどう》」を行っており、これも自律神経の働きです。でも忙しくストレスが多い日が続くと、交感神経がずっとオンになり、自律神経のバランスが崩れます。するとこの蠕動運動が乱れて体に不調が現れ、先のような症状が出るのです。

こういうときもウォーキング。なぜなら歩くと心身ともにリフレッシュしてストレスが軽減。自律神経のバランスが整い、蠕動運動の乱れの回復が期待できるからです。

これはよく知られていることでもあるのですが、**「不規則な生活でおなかが不調」という人は、試しに歩いてみてください。**不調が改善する可能性があります。

寝たきりのお年寄りの多くが**便秘**なのも歩かないため。歩かないと腸の蠕動運動は低下して便秘になります。歩けばよくなる不調は、世の中には案外たくさんあるのです。

昼間に歩いて
セロトニンを
メラトニンに変える

ウォーキングの効果2

「不眠」に効く

ストレスがあるから眠れないのか、眠れないからストレスがたまるのか。

にわとりと卵の関係ですが、**入眠の悩み**を抱える人はたくさんいます。経済開発協力機構（ＯＥＣＤ）の調査では、日本人の睡眠時間は世界ワースト１。**睡眠不足は国民病**と言えそうです。

睡眠は脳を休める大切な時間。睡眠が不足すると心と体の病気につながりますので、やむをえず睡眠時間が短いなら質のいい眠りがほしいものです。

いい眠りのためには、２つのポイントがあります。

①自律神経のバランスを整える

昼間しっかり活動すると、夜リラックスモードに切り替わり、副交感神経が優位になってよく眠れます。

②メラトニンを分泌させる

メラトニンは人間の体が作るホルモンの1つ。日中に太陽の光を浴びると、体の中に「幸せホルモン」と呼ばれるセロトニンがたっぷりと作られます。このセロトニンが15時間後**「睡眠ホルモンメラトニン」**に加工されると人はよく眠れます。

そこで朝もしくは昼（太陽のあるうち）にウォーキングをするのがおすすめです。そうすれば**幸せホルモンセロトニンが増えるとともにぐっすり眠れる**という**ダブルの効果**が期待できます。[※42]

睡眠中、メラトニンは**体のメンテナンス**や**免疫力を強める**働きも持っています。またメラトニンでうまく入眠すれば、深い眠りに入ることで**成長ホルモンが分泌**されます。

成長ホルモンは成長期には骨や筋肉を作るために分泌され、加齢とともに減りますが、決してゼロにはなりません。これは生涯にわたって体のメンテナンスに使われますので、昼間にウォーキングをすることで、大人になっても成長ホルモンを増やす努力をすることを、おすすめしたいと思います。

ウォーキングの効果3

「睡眠時無呼吸症候群」に効く

推定900万人
標準体重になれば
不眠は治る

もう少し睡眠の話を続けましょう。

私の病院では**「睡眠時無呼吸症候群」**の患者さんも、かなりの数にのぼります。改めて説明すれば、これは睡眠中に呼吸が止まる怖い病気です。

数秒間、窒息しているようなものですから、血液中の酸素が減って息苦しくなり、重症になると目が覚めてしまいます。これを一晩に何回も繰り返すと睡眠の質が悪くなり、日中眠くなるなどでストレスがたまります。するとホルモンや自律神経のバランスが乱れて心が整わなくなってしまいます。加えて**肥満**や**糖尿病**になることも。

また、無呼吸によって血中酸素濃度が低くなると、高血圧、動脈硬化を起こしやすく、血糖値、コレステロール値が上がります。**心筋梗塞、脳梗塞のリスクも2倍から4倍**。中等症~重症で治療せずにいた人は、8年後に37%が死亡したとする報告[※43]もあり、寿命も短くなってまさに**不健康ドミノ**です。

「たかが、いびき」と放っておくと死に至るこの怖い病気の患者さんは、**推定900万**

睡眠時無呼吸症候群とは？

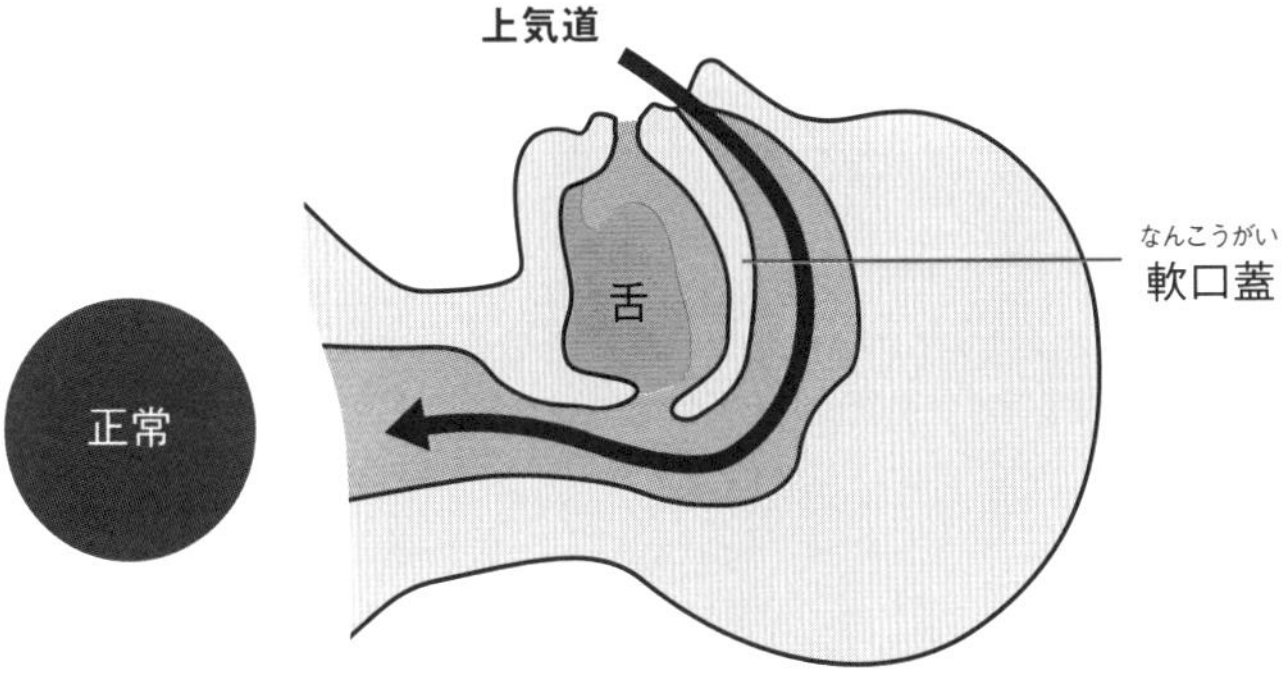

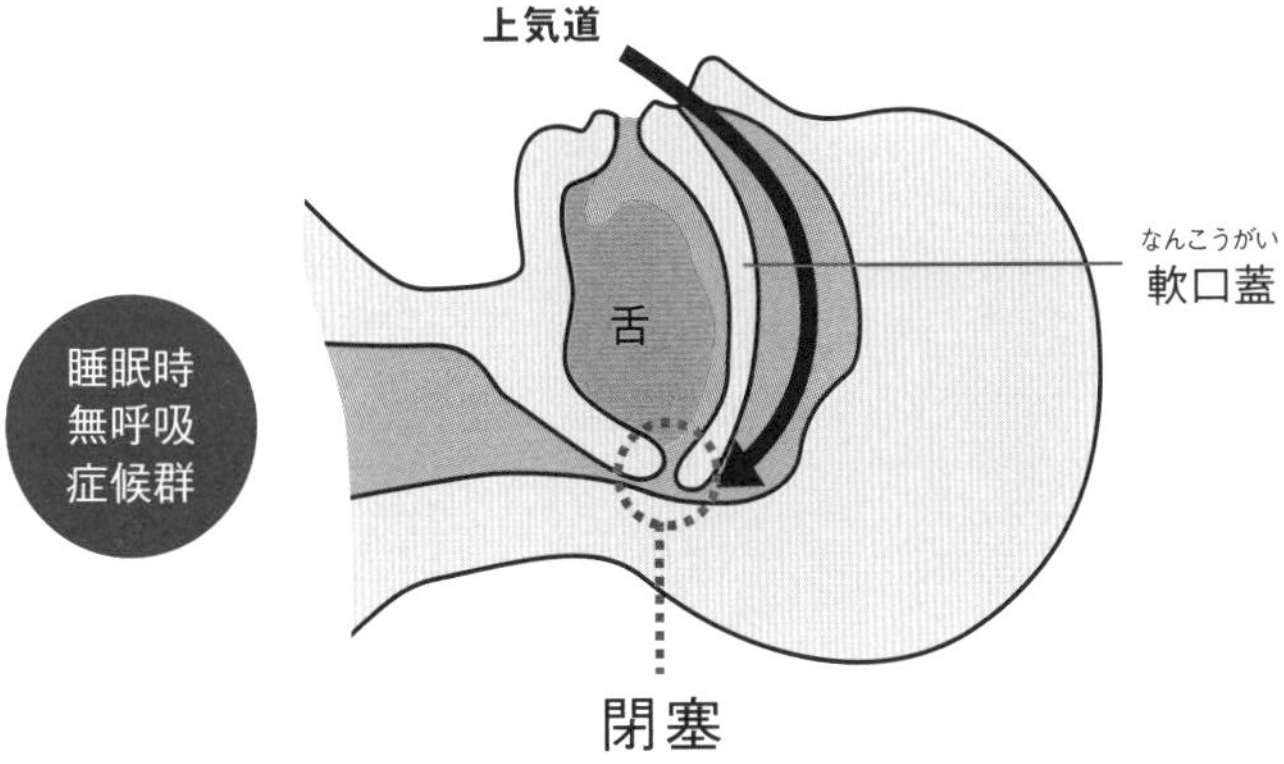

原　因

首まわりの脂肪	顎が小さい	鼻中隔湾曲症	軟口蓋下垂
舌が大きい	鼻炎	扁桃肥大	舌根沈下

など

人。[※44] しかし治療を受けているのはわずか50万人。高齢者の6%〜7%が睡眠時無呼吸症候群と言われています。

日本人の場合、睡眠時無呼吸症候群の患者さんの3分の2は肥満で、残りは生まれつき顎が小さいなど肥満以外が原因です。

治療は気道を広げて空気を送り込む「CPAP（シーパップ）」という器具を装着して眠ることですが、これは鼻から口を覆う大きなもので音もするため、できればつけたくないという相談も多くあります。

「大谷先生。彼女と旅行に行きたいですがCPAPを持っていくのはちょっと……」

30代の睡眠時無呼吸症候群の患者さんからそんな相談を受けると、私はすぐにウォーキングをすすめます。**運動と食事制限をしてメタボを解消するだけで、睡眠時無呼吸症候群はかなり改善する**からです。

ちなみに先の患者さんは**ウォーキングで20キロのダイエットに成功。**標準体重になって、睡眠時無呼吸症候群を克服しました。こうした患者さんは他にも多くおられます。

生まれつき顎の小さい人は別として**「メタボで無呼吸」という人は、ぜひウォーキングで体重を減らしてみてください。**きっと不眠や自律神経の乱れも治ることで心が整い、身軽な旅行も楽しめます。

「長く眠れないなら
ウォーキングで
「質」を上げる」

ウォーキングの効果4

「睡眠の質」を上げる

睡眠の質は「1日の歩数」で決まることをご存じでしょうか。

大分大学が平均73歳の男女860名の毎日の歩数と睡眠について分析したところ、次のことがわかりました。[※45]

- **1日の歩数と「睡眠時間」に関連はない**
- **1日の歩数と「睡眠効率」は関連した**

睡眠効率とは、次の式で求められます。

「実際の睡眠時間」÷「寝床で横になっていた時間」×100

たとえば「0時にベッドに入った瞬間に寝て、7時にアラームが鳴るまで目が覚めなかった」という場合は**「睡眠効率100%」**。

一方、「22時に寝て6時に起きたけれど、正味5時間しか寝られなかった」という場合は**「睡眠効率63%」**になります。

年齢を重ねると、なかなか寝つけなかったり、夜中に何度も目が覚めたり、朝早く目が覚めたりするものですが、この調査によると残念ながら、1日の歩数が多ければ多いほど長く眠れるわけではないことがわかりました。

しかしその一方で、**1日の歩数が多ければ多いほど質のいい睡眠が取れていた**（睡眠効率がよかった）ことがわかりました。

また1日の歩数が多い人は、夜中に目が覚める時間と回数が少なく、昼寝の時間が短いこともわかりました。

そこで大分大学は**「ウォーキングは高齢者の睡眠障害の予防にも有効」**と結論づけをしています。

診察時、患者さんに体調を聞くと老若男女「眠れない」という声をよく聞きます。

ただこういう方は、リモートワークの普及も相まってか、昼間にかなり眠っていることが少なくありません。

「テレビを見ながらつい、うとうと1時間……」

1日の歩数と「睡眠効率」の関係

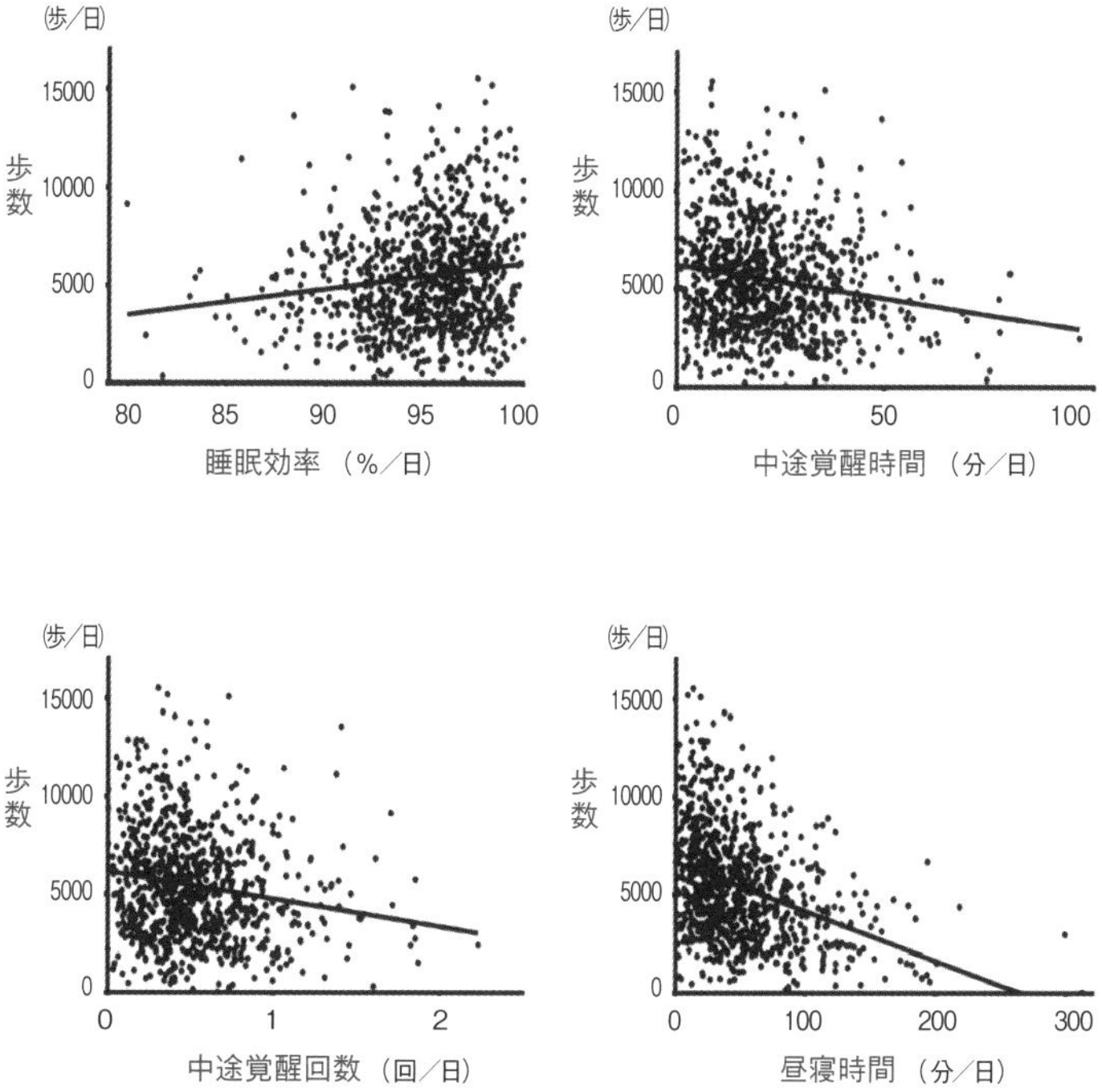

1日の歩数と「睡眠時間」に関連はない
1日の歩数と「睡眠効率」は関連した

出典　Kimura N et al. Association between objectively measured walking steps and sleep in community-dwelling older adults: A prospective cohort study. PLoS One. 2020 Dec 14;15(12):e0243910.doi: 10.1371/journal.pone.0243910. を元に作成

でもこれが習慣になると、体のリズムが崩れます。

シニアがよく眠れないのは、加齢とともにメラトニンの分泌量が減るためで、これはごく自然なことですが、1時間も昼寝をすると日中なのに自律神経が夜の「リラックスモード」に切り替わり（副交感神経が優位になり）、どんな人でも夜、眠りにくくなってしまいます。

お昼寝は短ければ平均血圧を下げ、疲れも取れてリフレッシュできるのでおすすめですが、これは「脳の休憩」程度の、**15分～30分以内**にするようにして、できるだけ外を歩くようにしてください。

ウォーキングの効果5

「更年期うつ」に効く

「やっかいな
「なんとなく不調」も
歩けばよくなる」

40代から50代の女性の多くが**「なんとなく不調」に悩むのは、女性ホルモン（エストロゲン、プロゲステロン）の影響**です。

女性ホルモンの分泌は「一生でスプーン1杯」より少ないと言われますが、たったこれだけの量で女性らしい体を作ったり、出産に備えたり、肌や髪を潤すのみならず、骨を守り、動脈硬化を防ぎ、悪玉コレステロールの上昇を抑えてくれます。

ただ残念なことに40代半ばを過ぎると、女性ホルモンは減っていきます。

女性ホルモンを構成する**エストロゲン**が減ると、女性の体を守る**「お守り効果」**が減り、**プロゲステロン**が減ると**「不安」が増加**します。

それだけではありません。インスリンの働きが乱れ、血糖値が上昇。さらにはお守り効果の減少から**女性は男性よりアルツハイマー型認知症になりやすい**とも言われています。

近年、更年期における女性ホルモンの分泌の減少が、セロトニンの低下と関係があることもわかってきました。「幸せホルモン」と言われる**セロトニン**が減ってホルモンバランスが乱れると**「更年期うつ」**になる原因にも。困ったことです。

特に脳内のセロトニン不足は、心の悩みの原因とも言われています。**社会不安症、強迫性障害、うつ病、うつ状態、月経前不快気分障害**や**産後うつ**……、これらはすべてセロトニンに関係します。

セロトニンを増やすには「太陽の光を浴びること」が必要です。そこでウォーキングの出番です。なぜなら**日の光を浴びながらウォーキングを続ければ、セロトニンの増加が期待できるからです。**

減りゆく女性ホルモンの代わりに、ウォーキングで「幸せホルモン　セロトニン」を増やす。これによって心の不調を整えるのです。

「更年期うつにウォーキングが有効」であることは、米国予防医学協会に発表されたオーストラリアの研究グループによる調査[※46]でも明らかになっています。

もともと運動習慣がある人はない人より「更年期うつ」を発症しにくいことはすでに知られていることですが、この調査によると**仮にこうした習慣がなくとも、歩くことで症状がよくなる**ことが明らかになりました。

また、次のような研究もあります。

アメリカ、カリフォルニア大学サンフランシスコ校の研究グループ[※47]は、週に10回以上、更年期症状である**尿失禁**がある30歳以上の女性を2チームに分け、6カ月間、週200分以上のウォーキングと1日1200～1500キロカロリーの食事制限を行う**減量プログラム**、もしくはダイエットのみを指示し、両者を比較するという調査を行いました。

するとこれが驚きなのですが、ウォーキングを含めた減量プログラムを行ったグループは、ダイエットのみを指示されたグループに比べて、ホットフラッシュが大きく改善していることがわかったのです。

もう1つ、別の調査を紹介しましょう。アメリカの最も有名な病院の1つメイヨークリニックで、「更年期症状・睡眠時無呼吸症候群・肥満」の関係を分析したところ[※48]、睡眠時無呼吸症候群のリスクが高い人の**更年期指数**は、リスクが低～中の人の1・3倍になっていることがわかりました。

さらにこの調査では、更年期指数が高いと太っていなくても睡眠時無呼吸症候群リスクが高まることや、重度の更年期症状の人は、更年期症状がない、あるいは軽症・中等症の方に比べ、睡眠時無呼吸症候群を1・87倍発症していることがわかりました。

睡眠時無呼吸症候群の男女比は「3：1」と言われますが、**閉経後の女性は、黄体ホルモンが減って気道が狭くなることで、睡眠時無呼吸症候群の発症リスクが上がります。**

3つの指数の関係は複雑です。しかし「更年期うつなどのトラブルを改善したい」「睡眠の質を改善したい」「やせたい」という3つの願いがある人は、ぜひ歩いた方がいいということです。

最後にもう1つだけつけ加えれば、エストロゲンが関係する乳がん患者の死亡率も、「週3～5時間のウォーキング」で50％低下することがわかっています。※49

ウォーキングで更年期太りを解消しながら「幸せホルモン」を増やし、更年期うつを改善できたら一石二鳥。なんとなく不調、なんとなく不安を感じる女性のみなさんは、まずは歩いてみてください。

5 ウォーキングは犬と一緒に
「犬との散歩」で愛情ホルモンがあふれ出す

おもしろい研究を見つけたので最後にご紹介させてください。

2021年のペット飼育数は、犬が710万頭、猫が890万頭と、「ペット」はブームを超えて生活に定着しつつあります（一般社団法人日本ペットフード協会調べ）。

そこで麻布大学獣医学部の研究グループ[※50]は「ペットの飼育は精神状態を良好にするか」を調べるために、**「犬を飼っている家庭・猫を飼っている家庭・何も飼っていない家庭」**の子どもについて、10歳と12歳時点の計2回、メンタルウェルビーイング（精神的幸福・健康）を比較する研究を行いました。

思春期に入ると人間の感受性は強くなるので、普通であれば子どものメンタルウェルビーイングのスコアは下がります。しかしこの研究によると、**犬を飼っていた子どもだけはスコアが大きく下がらない**ことがわかりました。とてもおもしろい研究ですよね。

その後、この研究グループは、**「なぜ犬が精神の安定をもたらすのか」**についても調査[※51]しています。

これは一般家庭の犬と飼い主30組に、実験室で30分交流してもらい、その後のオキシトシン濃度を調べるというものでした。ちなみにこの実験は、世界最高レベルの学術誌『サイエンス』にも掲載され、大変話題になったものです。

オキシトシンは**「愛情ホルモン」「幸せホルモン」**とも言われるもので、「好き、かわいい、癒された、感動した、気持ちいい、(感動で)涙を流す」……など心が動いたときに分泌されます。

抱っこされた赤ちゃんや、母乳を与えるお母さんの中で増えることからスキンシップと関連するホルモンであることや、最近では食欲を抑える効果も報告され、「愛情でやせられるのか⁉」と高い関心を集めています。

調査に話を戻すと、この実験では30分の交流中、犬が飼い主をよく見つめたグループと、そうではなかったグループに分かれたそうです。興味深いことにその結果を比較すると、**犬が飼い主をよく見つめたグループは、飼い主も犬も30分後のオキシトシン濃度が上がっていた**ことがわかりました。犬がじっと見つめることがスイッチとなり、飼い主にも犬にも愛情ホルモンが出て幸せを感じさせたのです。

ペットの有無と思春期の子どもの幸福度

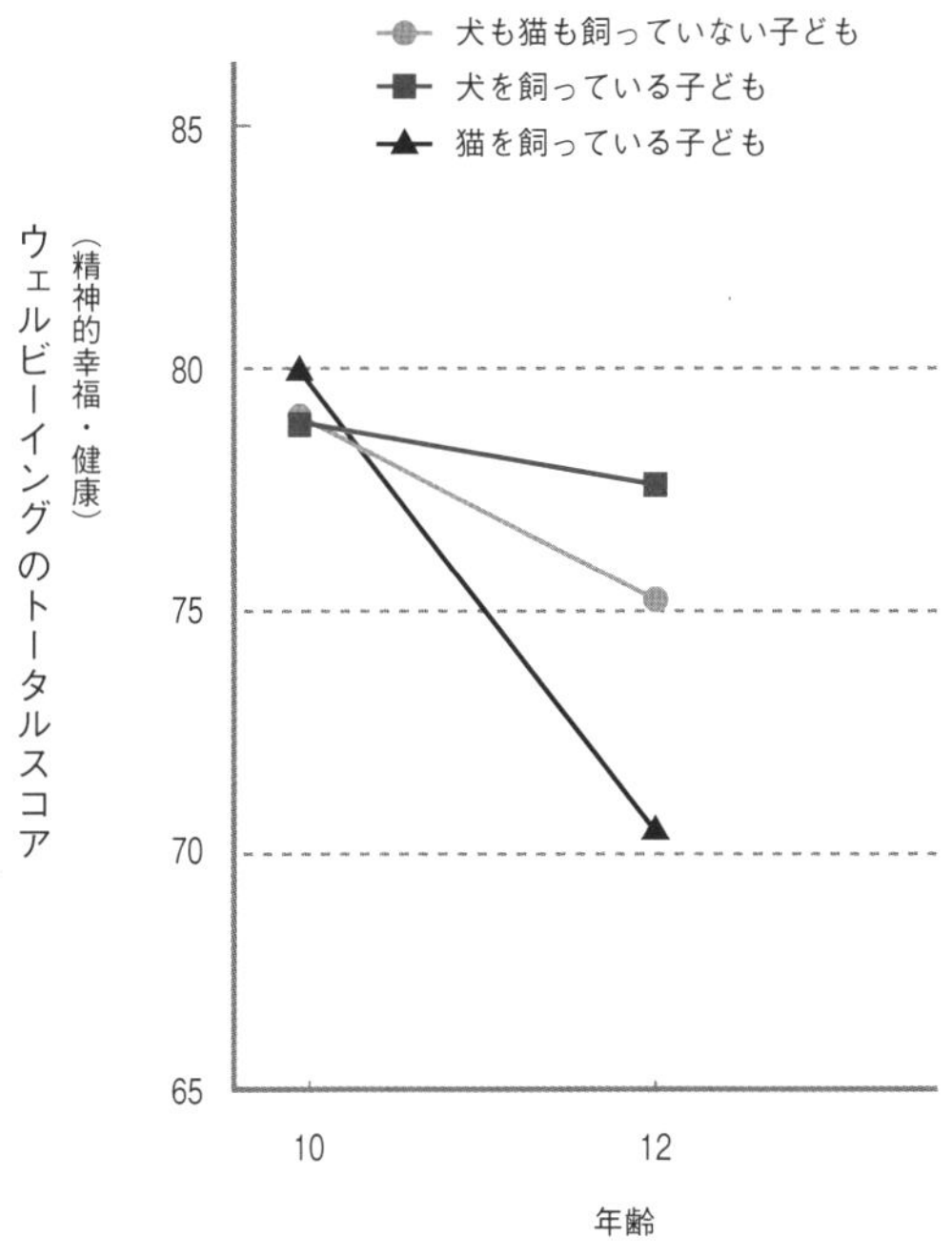

犬を飼っている子どものスコアは
成長しても大きく下がらなかった

出典　Endo K, et al. Dog and Cat Ownership Predicts Adolescents' Mental Well-Being: A Population-Based Longitudinal Study. Int J Environ Res Public Health. 2020 Jan 31;17(3):884.doi: 10.3390/ijerph17030884. を元に作成

さらには、①犬の鼻からオキシトシンを投与したグループ、②犬の鼻から生理食塩水を投与したグループに分け、先の調査同様、飼い主と交流させたところ、①のグループの**メス犬**は飼い主をよく見つめ、交流後に尿検査をすると、**メス犬も飼い主も、オキシトシン濃度が上がっていたことがわかりました。**一方、同じ①のグループでも、**オス犬は飼い主を見つめず、飼い主のオキシトシン量は変わらなかった**ことがわかりました（なんと興味深い研究でしょう！）。

長い前置きになりましたが、何をお伝えしたいのかというと、1人でウォーキングするのもいいのですが、愛犬（できればメス）とウォーキングをすることで、意外な副次効果が期待できそうだということです。

犬との散歩の休憩中、かわいい愛犬と見つめ合えば愛情ホルモンがあふれ出し、それによって幸福感が増幅すれば、犬も人もハッピーです。

日本の中高年の男性は「世界一孤独」と言われ、内閣府の調査[※52]によれば、60歳以上の男性の40％が**「親しい友人がいない」**と答えています。

男性にも男性更年期の問題はもちろんあります。そこで男性も愛犬と見つめ合いながら、ウォーキングをするなんていかがでしょうか。きっとより楽しく歩けるでしょう。

第3章

歩くことで「脳」を鍛える

創造力を高め認知症を防ぐ驚くべき力

「創造力」を高め「認知症を防ぐ」驚くべき効果

ウォーキングは「脳」に効く

ウォーキングは体や心を整えるのみならず「脳」にも効くことをご存じでしょうか。実は歩くというのは「創造力」を高め「認知症を防ぐ」効果があることがわかっています。

学会発表や研究論文の作成、執筆、テレビ向け資料をどうまとめるかなど、かつての私はそのアイデアをプールで泳ぎながら練っていました。

しかしコロナのため、水泳をウォーキングに切り替えたことは、すでにお話しした通りです。その中で私が実感したことは、「歩くことで創造力が高まり、ひらめきが生まれるのではないか？」ということでした。

歩きながら景色が変わるせいか、リズミカルに有酸素運動をしているせいか、次々とアイデアが浮かぶのです。

そういえば私の恩師である東京医科歯科大学前学長の吉澤靖之先生は昔、スカッシュをしていましたが、48歳からウォーキングに切り替えました。

永田町の朝6時にも、ウォーキングをする国会議員の姿が見られます。

スティーブ・ジョブズやマーク・ザッカーバーグが**「ウォーキング会議」**を開いていたことはよく知られていることですし、古くは**『森の生活』**を書いたヘンリー・D・ソローも、歩きながらひらめきを得ていました。

ウォーキングでシンプルに散歩を楽しむ人もいれば、私のように考えごとをする人もいるのでしょうが、気分転換のみならず**「新たな発想を得る体験」**をした方は、少なくないかもしれません。

ただ私は医師ですので「歩くとアイデアが浮かぶ」と、自分1人の体感でその効果を伝えることはできません。そこで調べてみたところ**「ウォーキングが脳に効く」科学的根拠**を数多く見つけることができました。

また驚くべきことにそれは「創造性を高める・発想をよくする」といった**「攻めの効果」**ばかりではなく「認知症予防」といった長寿高齢化社会には欠かせない**「守りの効果」**もありました。第3章では、その両面に関する話を中心に、私たち人間にとっての**万能薬ウォーキング**のさらなる効果をお伝えしたいと思います。

1 「ウォーキング会議」でアイデアが飛び交う

世界中のビジネスパーソンが歩き始めている

ウォーキングと脳の関係は、いまや世界中の研究者が注目しているテーマです。

以前、NHK－BSで放映された**「ウォーキングを科学する」**は、2021年にドイツで製作された番組ですが、この番組にも科学者が登場していました。

「脳にはリズムがある」と言ったのは、ドイツ神経変性疾患センタードレスデンの神経遺伝学者ゲルト・ケンパーマン。**規則正しく体を動かすと、脳がそのリズムで活性化する**ので「ウォーキングこそが脳の活性化に効果的」とケンパーマンは考えました。

また電気通信大学は**「ウォーキング会議でアイデアが生まれ、議論が活性化する」**という研究を発表しています。※53

その他、デンマークでも、座位時間を減らすためには「立って会議を実施すべき」という論文※54が発表され、アイデア創出の有効性をコメントしています。

2

ウォーキングは「認知症予防」に効く

2大認知症も1日1時間のウォーキングで防げる

厚生労働省によると、65歳以上の認知症患者は約600万人（2020年）。2025年には、**高齢者の5人に1人は認知症になる**と言われています。認知症は決して他人事ではなく、その点からも次の調査は大変参考になるものです。

東北大学は65歳以上の男女約6900名を対象に、自分が普段どれくらい歩いているかを「1日30分未満／30～60分／60分以上」から選んでもらい、約6年間、追跡調査を行いました。[※55]

すると**「歩行時間60分以上」を続けた人たちは、「30分未満」だった人より認知症リスクが28％も低かった**ことがわかりました。

認知症には大きく分けて4種類あり、その多くは**アルツハイマー型認知症**（約70％）と**脳血管性**認知症（約20％）に分かれます。[※56]

認知症の種類

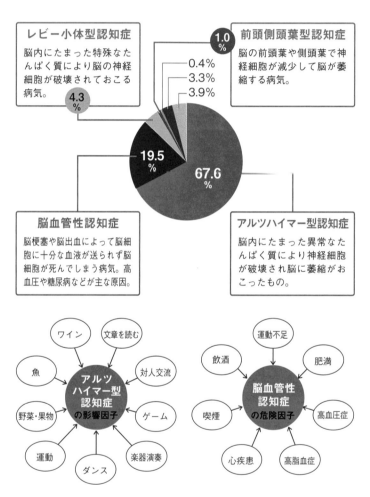

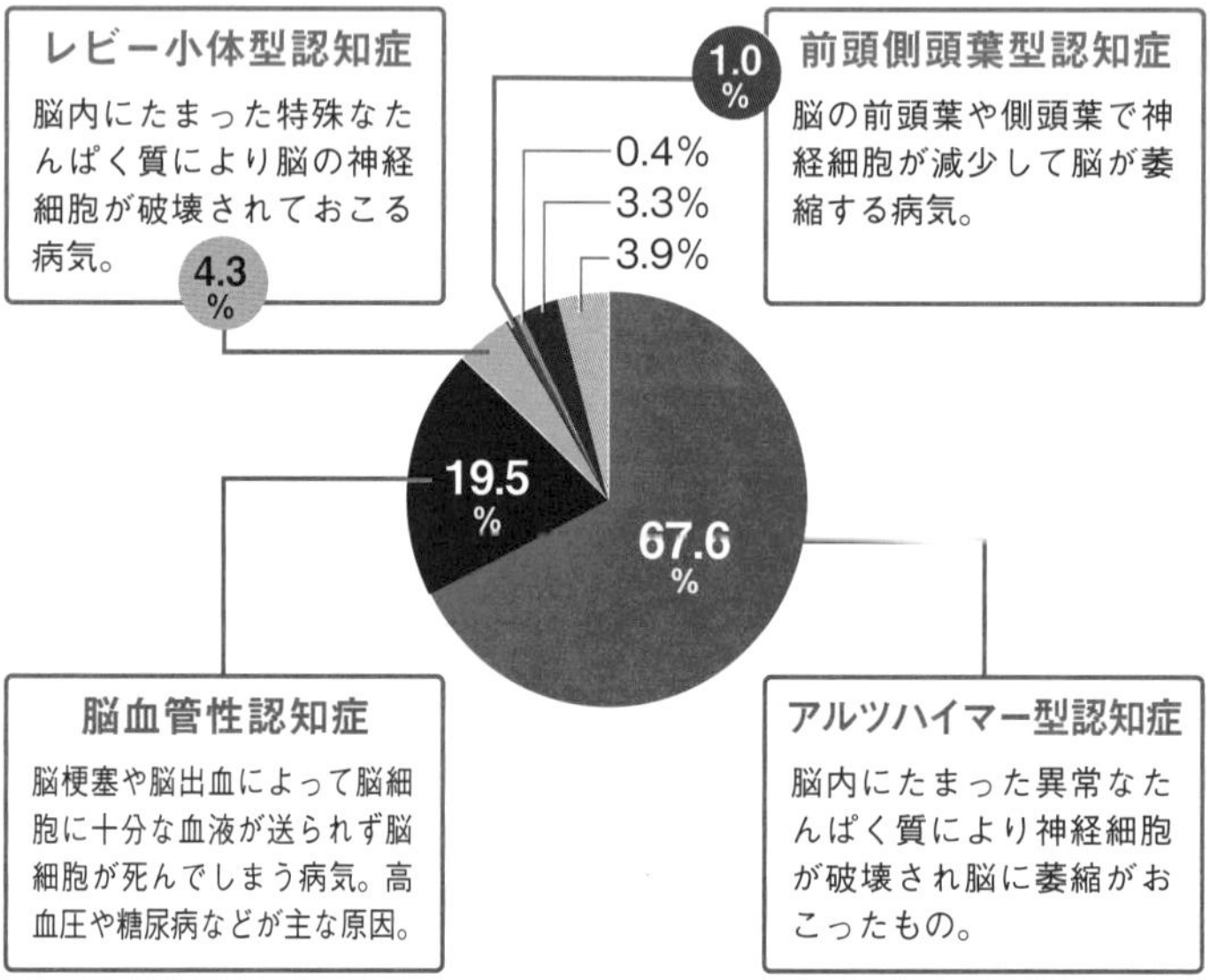

レビー小体型認知症
脳内にたまった特殊なたんぱく質により脳の神経細胞が破壊されておこる病気。
4.3%
前頭側頭葉型認知症
脳の前頭葉や側頭葉で神経細胞が減少して脳が萎縮する病気。
1.0%
0.4%
3.3%
3.9%
19.5%
67.6%
脳血管性認知症
脳梗塞や脳出血によって脳細胞に十分な血液が送られず脳細胞が死んでしまう病気。高血圧や糖尿病などが主な原因。
アルツハイマー型認知症
脳内にたまった異常なたんぱく質により神経細胞が破壊され脳に萎縮がおこったもの。

アルツハイマー型認知症の影響因子
ワイン
文章を読む
魚
対人交流
野菜・果物
ゲーム
運動
ダンス
楽器演奏

脳血管性認知症の危険因子
運動不足
飲酒
肥満
喫煙
高血圧症
心疾患
高脂血症

出典　認知症予防・支援マニュアル（改訂版）平成21年3月（厚生労働省）を元に作成

一番多い「アルツハイマー型」は、遺伝と環境によるものがありますが、その発症は**生活習慣や食生活、睡眠に関係する**と言われています。

一方、「脳血管性認知症」も脳梗塞などを防ぐべく、生活習慣病にならない食事と運動が重要です。

つまりいずれにしても認知症予防には**生活習慣病予防が大切。**

その意味からもウォーキングはおすすめです。

私たち内科医も、状況によっては認知症のスクリーニングテストである**「長谷川式簡易知能評価スケール」**で検査を行い、問題があれば物忘れ外来をご紹介することもありますが、なによりまずは毎日しっかり歩くことで生活習慣病を予防し、夜ぐっすり眠るようにする。それが認知症予防に**「効く」**のです。

改訂 長谷川式簡易知能評価スケール (HDS-R)

(検査日　　　年　　月　　日)　　　　(検査者　　　　　　　　　　)

氏名	生年月日　　年　　月　　日	年齢　　　　歳	
性別 男 ／女	教育年数(年数で記入)　　　年	検査場所	
DIAG	備考		

1	お歳はいくつですか? (2年までの誤差は正解)		0　1
2	今日は何年の何月何日ですか? 何曜日ですか? (年月日, 曜日が正解でそれぞれ1点ずつ)	年 月 日 曜日	0　1 0　1 0　1 0　1
3	私たちが今いるところはどこですか? (自発的に出れば2点, 5秒おいて家ですか? 病院ですか? 施設ですか? の中から正しい選択をすれば1点)		0　1　2
4	これから言う3つの言葉を言ってみてください。あとでまた聞きますのでよく覚えておいてください。 (以下の系列のいずれか1つで, 採用した系列に○印をつけておく) 1:a)桜　b)猫　c)電車　　　　2:a)梅　b)犬　c)自動車		0　1 0　1 0　1
5	100 から7を順番に引いてください。(100－7 は?, それからまた7を引くと?　と質問する。 最初の答えが不正解の場合, 打ち切る)	(93) (86)	0　1 0　1
6	私がこれから言う数字を逆から言ってください。(6-8-2, 3-5-2-9 を逆に言ってもらう, 3桁逆唱に失敗したら, 打ち切る)	2-8-6 9-2-5-3	0　1 0　1
7	先ほど覚えてもらった言葉をもう一度言ってみてください。 (自発的に回答があれば各2点, もし回答がない場合以下のヒントを与え正解であれば1点)　　a)植物　b)動物　c)乗り物		a:　0　1　2 b:　0　1　2 c:　0　1　2
8	これから5つの品物を見せます。それを隠しますので何があったか言ってください。 (時計, 鍵, タバコ, ペン, 硬貨など必ず相互に無関係なもの)		0　1　2 3　4　5
9	知っている野菜の名前をできるだけ多く言ってください。(答えた野菜の名前を右欄に記入する。 途中で詰まり, 約10秒間待っても出ない場合にはそこで打ち切る) 0～5＝0点,　6＝1点,　7＝2点,　8＝3点 9＝4点,　10＝5点		0　1　2 3　4　5
		合計得点	

9項目すべての質問に正答した場合は30点。
20点以下で認知機能の低下が疑われる(認知症の疑い)。

3 ウォーキングは「マルチタスク」運動
歩くことで大脳皮質の運動野が活性化する

ウォーキングを行うとき、近所に歩きやすい道があるかどうかは重要です。車がブンブン通る幹線道路や、自転車が猛スピードで通過する狭い道。都会のそんなところでは、なかなか歩く気分になれません。高齢者であれば億劫どころか、外に出るのも怖くなると思います。

東京医科歯科大学と千葉大学の研究チームは、[※57][※58] 65歳以上の高齢者約7万6000名に対して、近隣の歩道面積の割合と認知症発症との関係を約3年間追跡・分析するユニークな調査を行いました。

結論からお伝えすると、この調査によれば歩道面積の割合が低い地域に住む人よりも、**歩道面積の割合が高い地域に住む人の方が認知症発生リスクが約半減していた**ことがわかりました。

「歩きやすい環境」が認知症を予防したというわけです。

そこで都会にお住まいで近くに歩道が少ない方は、**できるだけ安全な歩道を見つけて、そこを意識的に歩く**ことをおすすめしたいと思います。

たとえばスーパーなどで買い物をする場合も、近くの幹線道路沿いの便利なコンビニを使うのではなく、少し遠回りでも周りに安全な歩道があるスーパーを見つけて、その周りを歩く習慣をつけるといいかもしれません。

ちなみに居住地域の都市度別（都会と田舎）で解析すると、**都会でのみ歩道割合が認知症リスクの低さと関係していました。**

田舎は都会に比べれば交通量が少なく、歩道がなくても歩きやすい道が多いため**都会ほどの相関性がない**のかもしれません。

歩行中の障害物については、先のNHK-BSの「ウォーキングを科学する」の番組内でドイツ・ケムニッツ工科大学の興味深い実験が紹介されていました。

この実験は被験者に、大型スクリーンが付属した研究室のルームランナーで、**前からく**

歩道割合が多いと認知症は半減する

歩道面積とは?

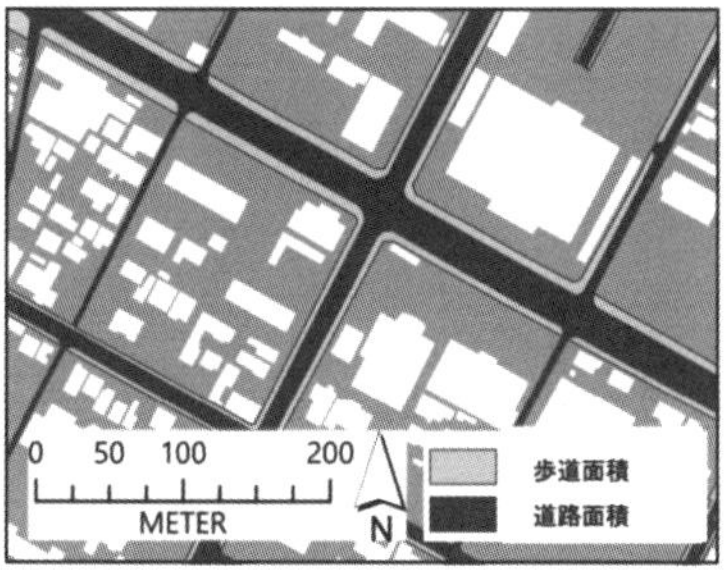

歩道面積割合と認知症リスク

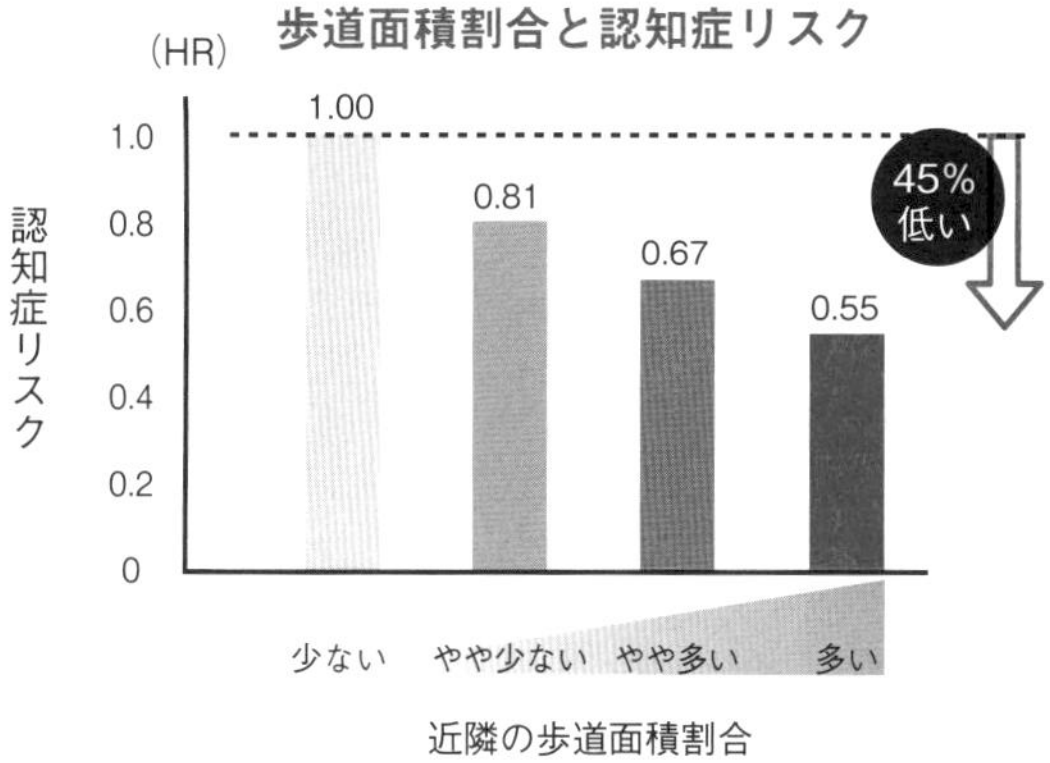

都会では歩道面積割合が多ければ多いほど認知症リスクが低くなる

出典　東京医科歯科大学、千葉大学 報道発表 Press Release No: 260-20-51. 20210310walk.pdf (chiba-u.ac.jp) を元に作成

る車や子どもの飛び出しなど、目の前にリアルに迫る障害物を避けながら歩いてもらい、脳の活動を調査するというものでした。

またこの実験では「歩きながらスマホのニュースを声に出して読む」というシチュエーションについても調べられました。

これらは**歩きながらマルチタスクが行われると脳はどうなるか**という実験です。

結果、どうなったかというと、どちらも**大脳皮質の運動野が活性化してより多くの刺激を受けていることがわかりました**。

年齢を重ねると同時にいろいろなことをこなす**「マルチタスク機能」**は衰えます。

座っていると姿勢は常に同じなので、脳は「次の動作は？」という先読みをしなくてすみます。しかし歩いているとさまざまな障害物がありますし、姿勢も変われば筋肉も動かさなくてはなりません。だから脳は大忙しになります。

つまり「歩く」という行為は体にとってマルチタスクをこなすようなもの。

そこで**歩くこと自体が刺激になりマルチタスク能力が鍛えられ脳が活性化する**と研究者たちは考えているのです。

結論はまだ完全には出ていないようですが、「歩くこと自体が複雑な動作であり、ウォーキングは脳に刺激を与える」ことについては、これまでお伝えしてきた通り私自身も実感していることなので、さらなる研究が楽しみに待たれます。

ウォーキングの効果1

「創造性」が60％高まる

「スタンフォードのウォーキングと創造性の実験」

スタンフォード大学は、２０１４年に**「創造性と脳」**の研究[※59]を行っています。これは48名の学生を対象に行われたもので、ここでは**４つの実験**をご紹介していきます。

まず１つめの実験は学生たちに「数学的思考で正解を求めるもの」と「創造性を求めるもの」２種類の課題を出題し、これをそれぞれ**「白い壁しかない屋内でじっと座った状態で回答→屋内でウォーキングしながら**（ルームランナーを使用）**回答」**してもらい、そのスコアを比較するというものでした（実験１）。

その結果**「創造性を求める課題」についてでは、ウォーキングをしながらの場合、81％の学生でスコアが上昇、そのスコアは平均60％上がっていた**ことがわかりました。

一方、１つの正解を求めるような**「数学的思考で正解を求める課題」**については、ウォーキングをしながらの場合、23％の学生のスコアが上昇、しかし**平均すると座っていた方がスコアは高くなりました。**

スタンフォード大学の「創造性と脳」の実験1

座った状態とウォーキング中とで「創造的思考」と「数学的思考」のスコアを比較する

実験1

創造性を求める課題と、1つの正解を求める課題に
次の状態で回答する（いずれも屋内）。

屋内で座っている状態で回答 → 屋内でトレッドミル(ルームランナー)で
ウォーキングしながら回答

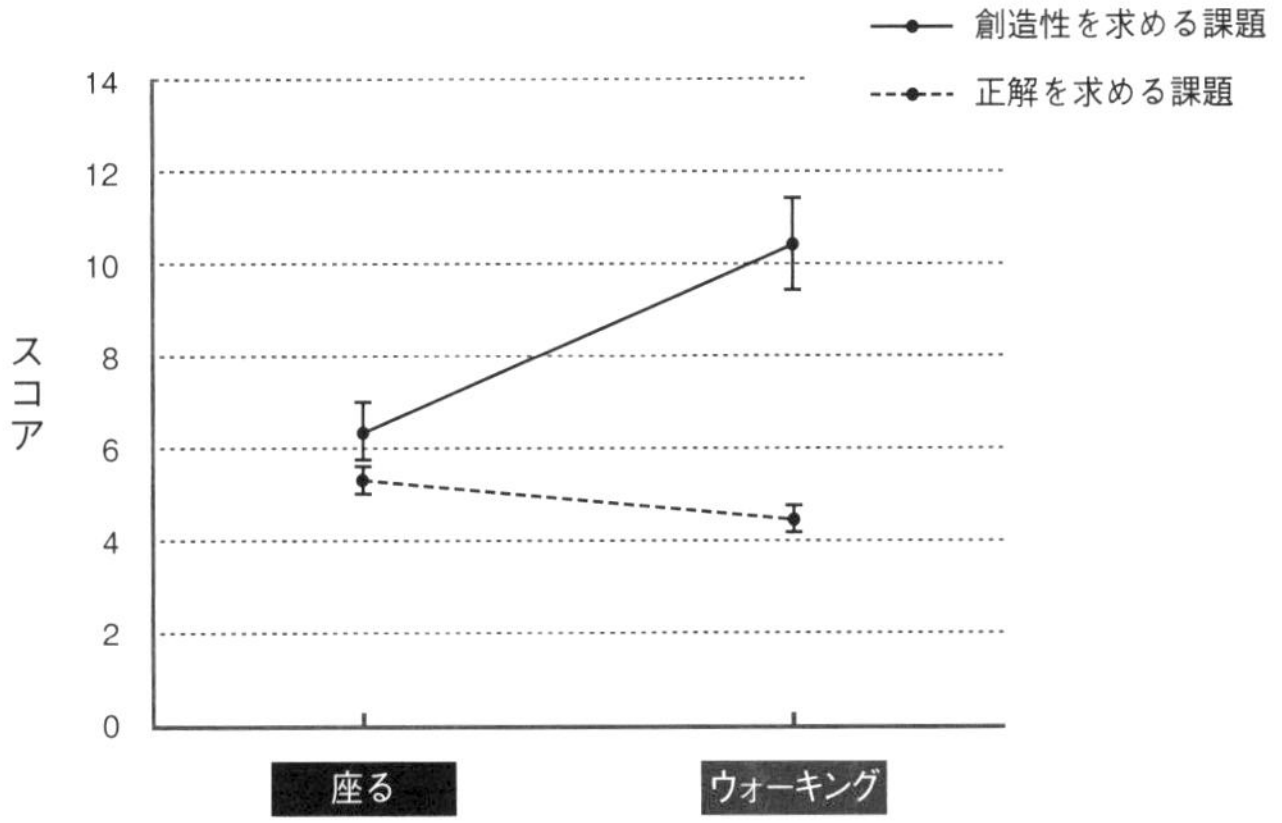

「創造性を求める課題」は歩きながらの方がスコアが高く
「正解を求める課題」は座った状態の方がスコアが高い

出典　Oppezzo M, et al. Give Your Ideas Some Legs: The Positive Effect of Walking on Creative Thinking. J Exp Psychol Learn Mem Cogn 2014 Jul;40(4):1142-52. doi: 10.1037/a0036577. Epub 2014 Apr 21. を元に作成

次の実験は、これもいずれも**屋内**で**「座った状態→座った状態」**、**「座った状態→屋内ウォーキング（ルームランナーを使用）」**、**「屋内ウォーキング（ルームランナーを使用）→座った状態」**で創造性に関する課題に取り組んだとき、そのスコアがどうなるかを調べたものです。この結果をまとめると次のようになります**（実験2）**。

①「座った状態→座った状態」では創造性のスコアは低いままだった
②「座った状態→屋内（ルームランナー）でウォーキング」を行うと、ウォーキング時に創造性のスコアがアップした
③「屋内（ルームランナー）でウォーキング→座った状態」ではウォーキング時に創造性のスコアは高くなったが、その後、**座ってもスコアは（ウォーキング時ほどではないが）高い値をキープした**

つまりこの実験の結論としては、**歩行は創造性のスコアをアップ**させ、**その効果は歩行後に座ったとしても持続する**ということです。

スタンフォード大学の「創造性と脳」の実験2

「座った状態⇔ウォーキング」で創造性はどうなるか?

実験2

創造性を求める課題に次の①~③の状態で回答する(いずれも屋内)。

① 座る → 座る

② 座る → 屋内(ルームランナー)でウォーキング

③ 屋内(ルームランナー)でウォーキング → 座る

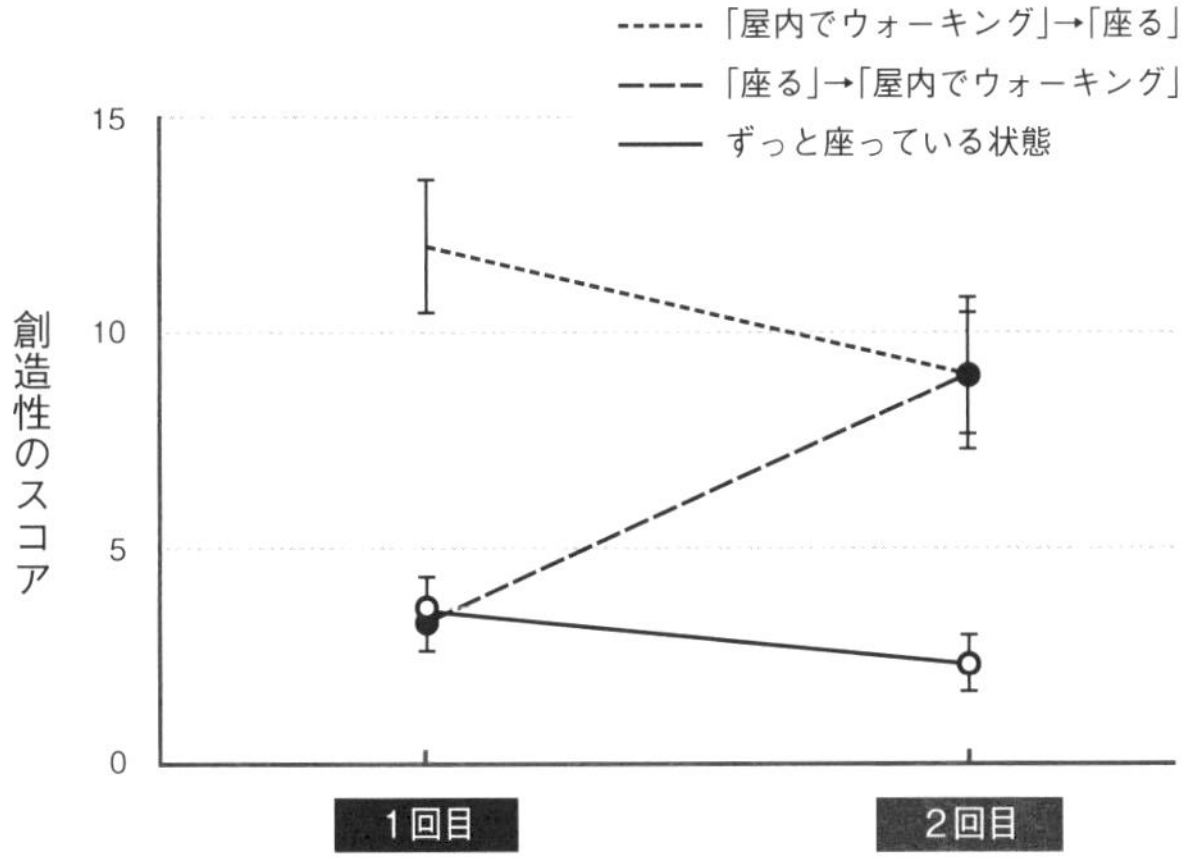

ウォーキングは創造性を向上させる

出典　Oppezzo M, et al. Give Your Ideas Some Legs: The Positive Effect of Walking on Creative Thinking. J Exp Psychol Learn Mem Cogn 2014 Jul;40(4):1142-52. doi: 10.1037/a0036577. Epub 2014 Apr 21. を元に作成

ウォーキングの効果2

「創造性」の持続に効く

「歩いた「後」もクリエイティビティは「16分間」持続する」

スタンフォード大学のこの実験は大変興味深いので、もう少し紹介しましょう。

次は**「場所を変える」実験**（**実験3**）です。

学生たちは白い壁しかない屋内で、創造性に関する課題に答えた後、**別の部屋に移動**。そこで再び座ったまま、次の創造性に関する課題に取り組みます。

この結果がどうなったかというと、おもしろいことに**部屋を変えても座ったままだと創造性のスコアは上がらない**ことがわかりました。

「オフィスで行き詰まったら、カフェで仕事」。そんなビジネスパーソンは少なくないと思います。**リモートワークで行き詰まったら近所のスタバへ**という方も多いでしょう。

しかしこの実験を見れば、**場所を変えても座りっぱなしなら創造性は生まれない**ことがわかります。

では、場所を移動して歩いたらどうなるか？　先ほど同様、屋内で座ったまま創造性に関する課題に答えたら、今度は外に出てキャンパス内のあらかじめ決められた道でウォーキングをしながら再び創造性に関する課題に取り組みます。

これは先の「実験2－②」と同じですが、屋外でも同じ結果が出るかを検証した実験です。結果、どうなったかといえば「創造性」は実験2と同じく上がることがわかりました。つまり屋内でも屋外でも「歩く」ことが重要だということです。

では学生たちが、キャンパス（屋外）でウォーキングをした後、室内に戻って座り、創造性に関する課題に取り組んだらどうなったか。

これはオフィスを出て、ウォーキングしながらアイデアを出したビジネスパーソンが、社に戻り、自分の席で引き続きアイデアを練る。そんなシチュエーションと似ています。

結果、ここでもやはり**ウォーキング中に上がった「創造性」のスコアは高いまま維持**されました。そして**これは座ってから少なくとも16分間持続した**というのです。

これは座る時間が長いビジネスパーソンには朗報です。

外でウォーキングをしてあれこれ発想し、会社に戻ったら自分の席に直行、**「創造性の16分」**でアイデアをより広げることができたなら、すごいアイデアが生まれそうです。

ウォーキング会議は「メモを取れない、コンピューターを見られない、資料を見られない」などの課題があります。でも帰社後も貴重な16分という**ゴールデンタイム**が続くなら、それを最大限に使わない手はありません。

社外での打ち合わせ、散歩、買い物。私たちは外から戻るとついくつろいだり、家族や同僚と雑談してしまいます。しかし、この実験結果を見れば、ウォーキングを終えた後の行動が変わりますね。

ちなみにこの実験によると、屋外ウォーキングをした後、さらに屋外ウォーキングを続けた人は、創造性のスコアが高い水準で推移することもわかりました。2回歩いても屋外ウォーキングの創造性に対する効果は、減ずることなく有効だということです。

さて次が最後の実験です（**実験4**）。

今度は「屋内と屋外」「座った状態とウォーキング中」とで、創造性に変化はあるかをそれぞれ調べたものです。

【屋内での実験】

①座っている状態で創造性に関する問題に回答

②屋内（ルームランナー）でウォーキングしながら回答

スタンフォード大学の「創造性と脳」の実験3

場所を変えると創造性はどうなるか?

実験3

創造性を求める課題に次の①~④の状態で回答する。

① 屋内で座る → 屋内で座る

② 屋内で座る → 屋外をウォーキング

③ 屋外をウォーキング → 屋内で座る

④ 屋外をウォーキング → 屋外をウォーキング

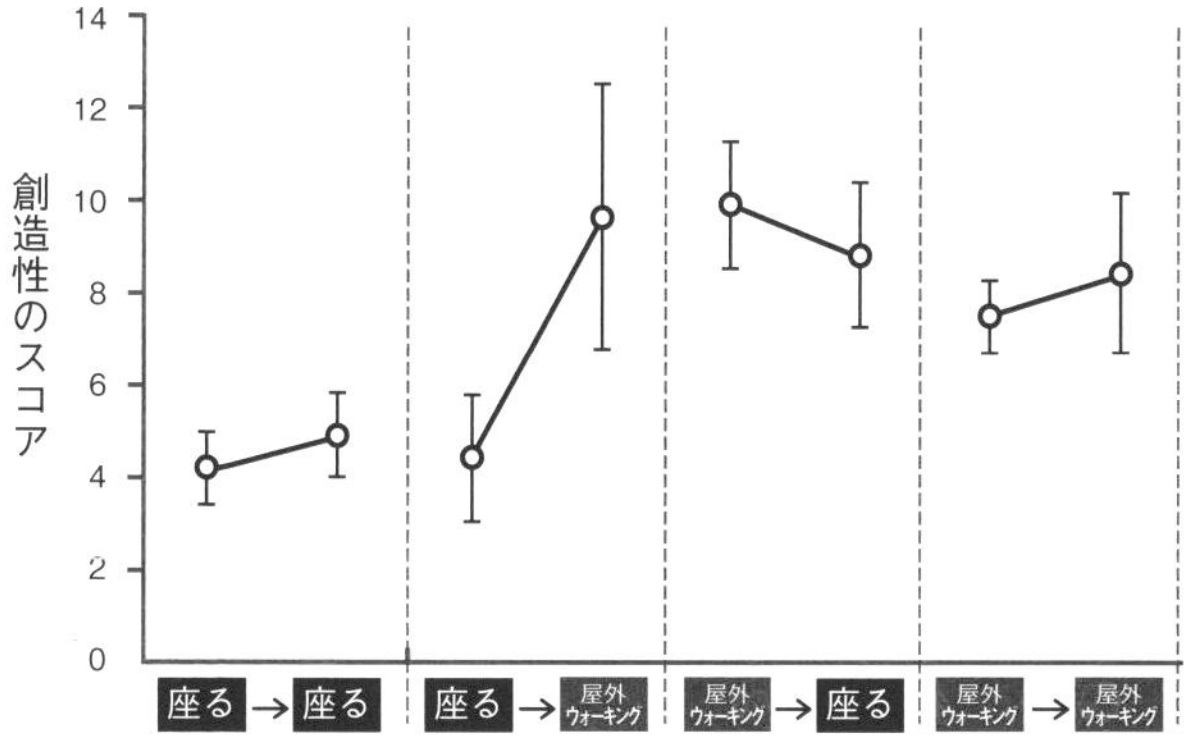

屋内同様屋外でもウォーキングは創造性を向上させた
またウォーキング後に座ってもその好影響は16分間持続した

出典 Oppezzo M, et al. Give Your Ideas Some Legs: The Positive Effect of Walking on Creative Thinking. J Exp Psychol Learn Mem Cogn 2014 Jul;40(4):1142-52. doi: 10.1037/a0036577. Epub 2014 Apr 21. を元に作成

【屋外での実験】

③車いすで座ったまま移動しながら回答
④屋外でウォーキングをしながら回答

その結果、**屋外でのウォーキングが最も創造性のスコアを高めた**ことがわかりました。

以上、４つの実験の結論としては、ウォーキングは創造性アップに有効であり、**最も創造性を高めるものは「屋外ウォーキング」**だということです。

ただ屋外刺激の有無にかかわらず、ウォーキングは創造性を豊かにするのはたしかです。そこで最終結論としては、**創造性を高めたいなら「屋外」をウォーキングするのがベスト、**ただし猛暑や雨の日など外を歩きにくいときは、**屋内を歩いてもその効果は十分あるという**ことです。

たとえばコンディションの悪い日は、駅の**地下街**や**フィットネス**などで歩くのはどうでしょう。創造性を手に入れたければとにかく歩く、それが何より重要です。

こうして英語の論文を確認しながらこの本の原稿を書いている私も、頭がいっぱいになるとウォーキングに出かけます。日曜日の夕方、外をウォーキングしてリフレッシュしながら、本の原稿の構成を考えているというわけです。

スタンフォード大学の「創造性と脳」の実験4

屋内と屋外で創造性に変化はあるか?

実験4

創造性を求める課題に次の①~④の状態で回答する。

① 屋内で座る

② 屋内(ルームランナー)でウォーキング

③ 屋外を車いすに座ったまま移動

④ 屋外をウォーキング

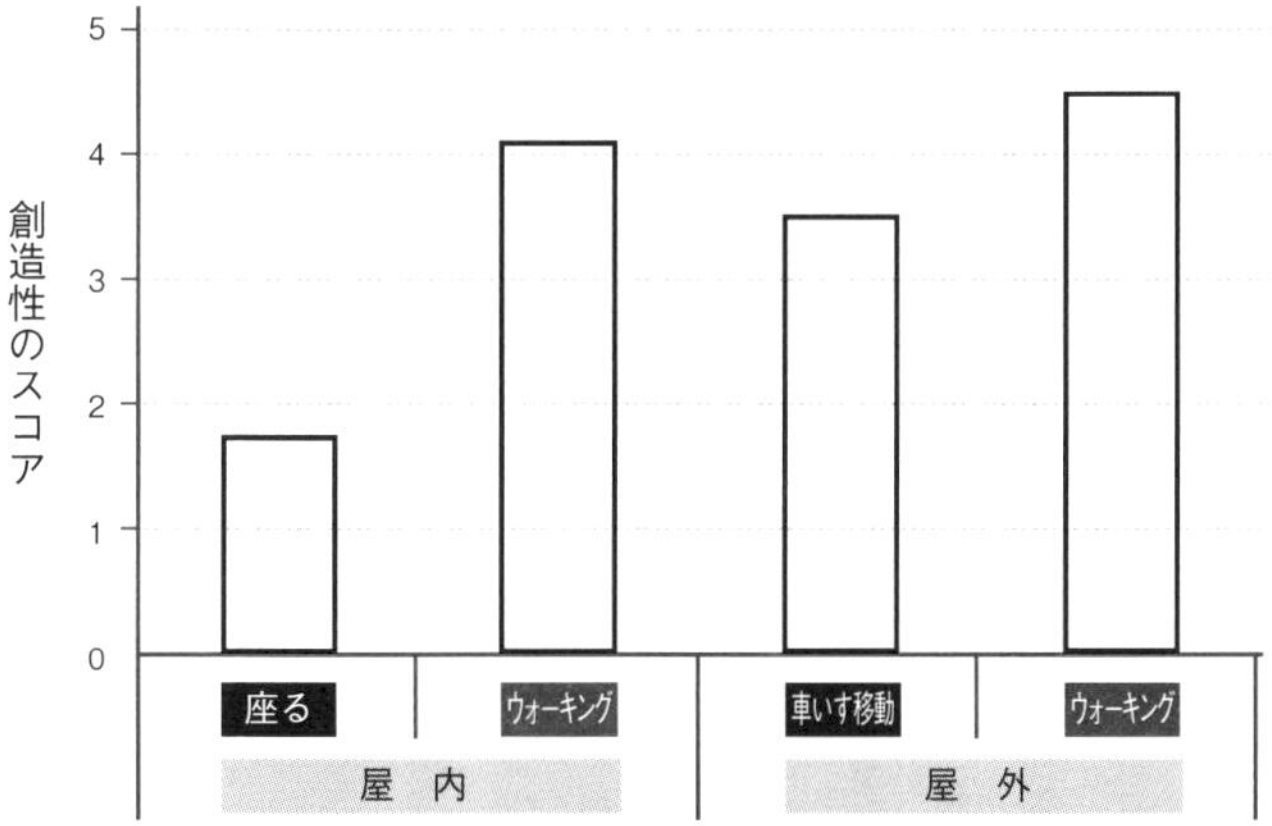

最も創造性を高めるのは「屋外ウォーキング」

出典 Oppezzo M, et al. Give Your Ideas Some Legs: The Positive Effect of Walking on Creative Thinking. J Exp Psychol Learn Mem Cogn 2014 Jul;40(4):1142-52. doi: 10.1037/a0036577. Epub 2014 Apr 21. を元に作成

ウォーキングの効果3

「根気向上」に効く

「セロトニンの生成で不安を消し去り根気を作る」

何かをやり遂げるには、創造力だけでなく「やり抜く力」が必要です。

まずは「目標」を持ってやる気を出したら、根気よく続ける。

それではじめて成果が出ます。

でも「すぐ飽きる」「途中で投げ出す」「不安でくじける」。子どもから大人まで、根気のない人はたくさんいます。「何で続かないんだろう」と悩んでいる人も多いでしょう。

そんな方にぜひご紹介したいのが、日中のウォーキングで根気が育つ可能性があることを示唆する、希望をもらえる実験です。

慶應義塾大学医学部精神・神経科学教室は、マウスを使って根気の研究[※60][※61]を行いました。

この実験ではまず、マウスにダイエットをさせ「もっと食べたい！」という目標を持たせます。次に「制限時間内にX回レバーを押し続けたらエサを与える」ということを繰り返します。これによりマウスは「根気よくレバーを押し続ければエサを食べられる」ことを学習します。

さて、腹ぺこマウスは、どのくらいレバーを押し続ける根気を持ったでしょうか？

実験によると「制限時間内に5回レバーを押すとエサがもらえる」という条件では成功率95％。10回だと73％、20回だと50％になりました。つまり**あまりにも要求レベルが高いと、マウスも人間同様うんざりして挫折する可能性が高まる**ことがわかったわけです。

次に研究チームは**「不安」と「根気」の関連**を調べるために、同様の実験を腹側海馬（不安を感知する脳の部位）が活性化すると光る遺伝子改変マウスを使って行いました。

5回のレバー押しに成功している最中、マウスの腹側海馬は抑制されていました。つまり不安なく根気よくやり続けていたということです。ところが20回のレバー押しに挫折したマウスの腹側海馬は活性化していました。「こんなの無理だ……」と**不安になり挫折したの**かもしれません。

研究チームは次に、人工的に腹側海馬を活性化させた「いつも不安なマウス」を用意して同じ実験を行いました。するとこの気の毒なマウスには、成功率が95％だった5回のレバー押しでさえ挫折するものが現れ、成功率は80％に下がってしまいました。

以上の実験結果から、**不安があると根気が続かない**ことがわかります。

不安を感じると活性化する腹側海馬の活動を抑制する物質は**「幸せホルモン」セロトニンであることが知られています。**

事実、研究チームがさらなる研究を重ねたところ、レバー押しの最中はセロトニン神経が活性化していることや、海馬で出されるセロトニンが、腹側海馬の活動を抑制することを発見しました。つまり**セロトニンを出すことで不安が減れば根気が続く**というわけです。

ではこのセロトニンをどう出すかという問題ですが、そこで登場するのが**ウォーキング**です。日中、太陽の下でウォーキングをすれば、セロトニンが作られることはすでにお伝えした通りです。そうだとすれば**ウォーキングで体内にセロトニンを作り、不安を抑制することができれば、根気が続く可能性がある**と考えられはしないでしょうか。

以前、大ヒットしたＴＢＳの日曜劇場のドラマ**「ドラゴン桜」**では、教師役の阿部寛さんが東大を目指す受験生たちに、太陽が照る屋外を歩かせながら英語や歴史の勉強を指導していました。これは「歩きながらの勉強は有効」という論理によるものでしたが、太陽の下でウォーキングしながらの勉強は、セロトニンを産生し、根気につながる可能性も考えられます。

ドラゴン桜の受験生たちは、やる気と根気で勉強し続け、合格を勝ち取ったのかもしれませんね。

セロトニンが不安を制御すると粘り強さが継続する

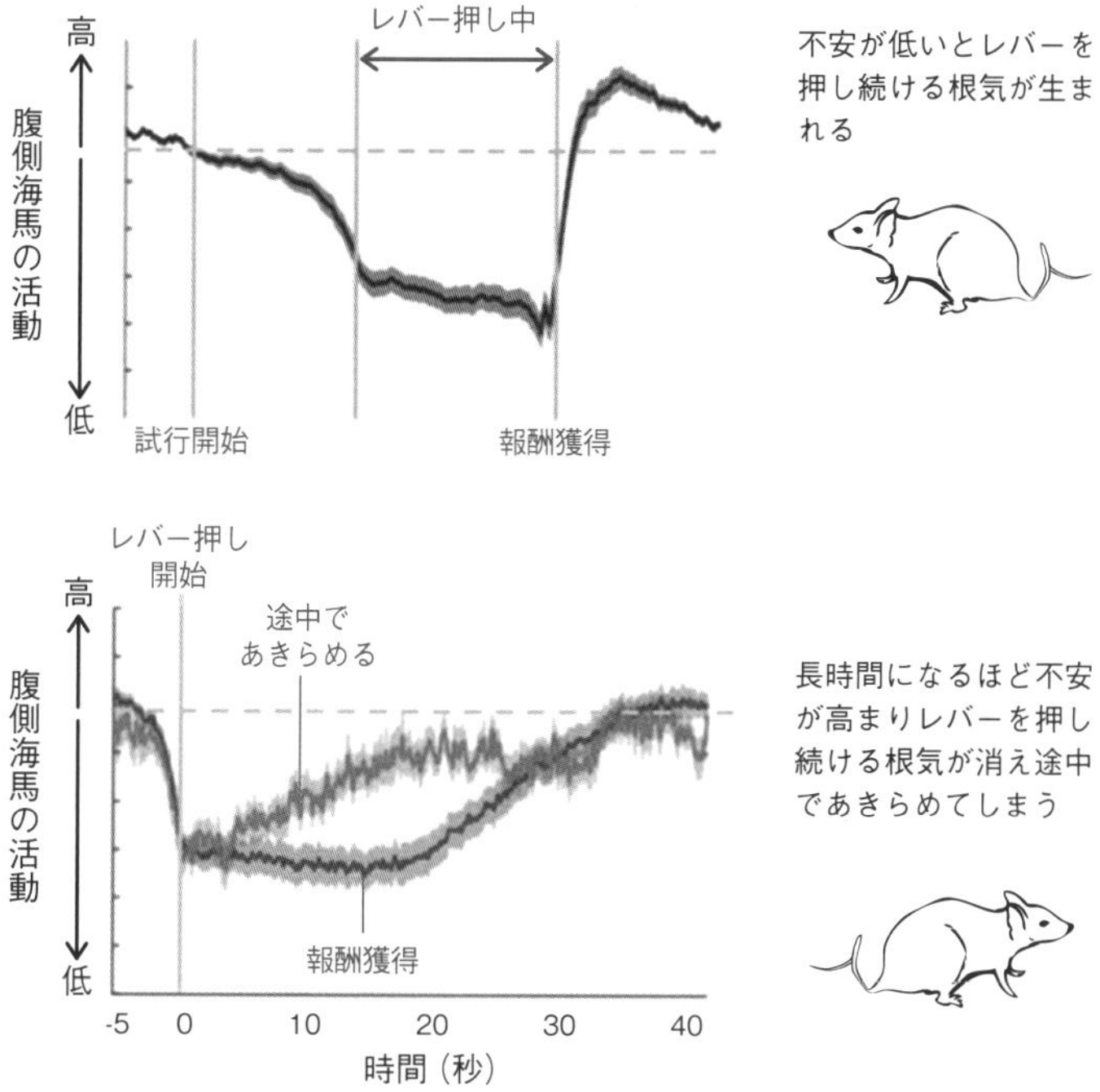

目標達成するまで粘り強く行動を続けるには
不安を抑える「セロトニン」が必要

出典　慶應義塾大学　プレスリリース　「根気」（こんき）を生み出す脳内メカニズムの発見 ―粘り強さは海馬とセロトニンが制御する―．190416-1.pdf (keio.ac.jp) を元に作成

太陽の下でウォーキングを行い
セロトニンを産生すれば不安が減り根気が続く可能性がある

ウォーキングの効果4

「記憶機能向上」に効く

筋トレとウォーキングを組み合わせて記憶力を向上させる

「最近、記憶力に自信がなくなった」という声をよく聞きます。

そんな方におすすめの論文をご紹介しましょう。

中国・北京大学の研究チーム[※62]は、2019年までに出された73の論文をメタ解析、5600名の**MCI（軽度認知障害）または認知症の人の、運動療法**について調べました。それをまとめたものが次の図です。

5000名以上ですから、みなさんさまざまな運動をしていたようですが、この論文で私が注目したのは**「筋トレが記憶機能に効いた」**というところです。

論文によれば**軽度認知障害レベルの人では、特に筋トレは効果があった**というのです。

筋トレはやり過ぎると逆効果になりますが（33ページ参照）、この結果から**ウォーキングの前後に適度な筋トレを組み合わせればさらなる効果が期待できる**と言えそうです。

「認知症」と「運動療法」の関係

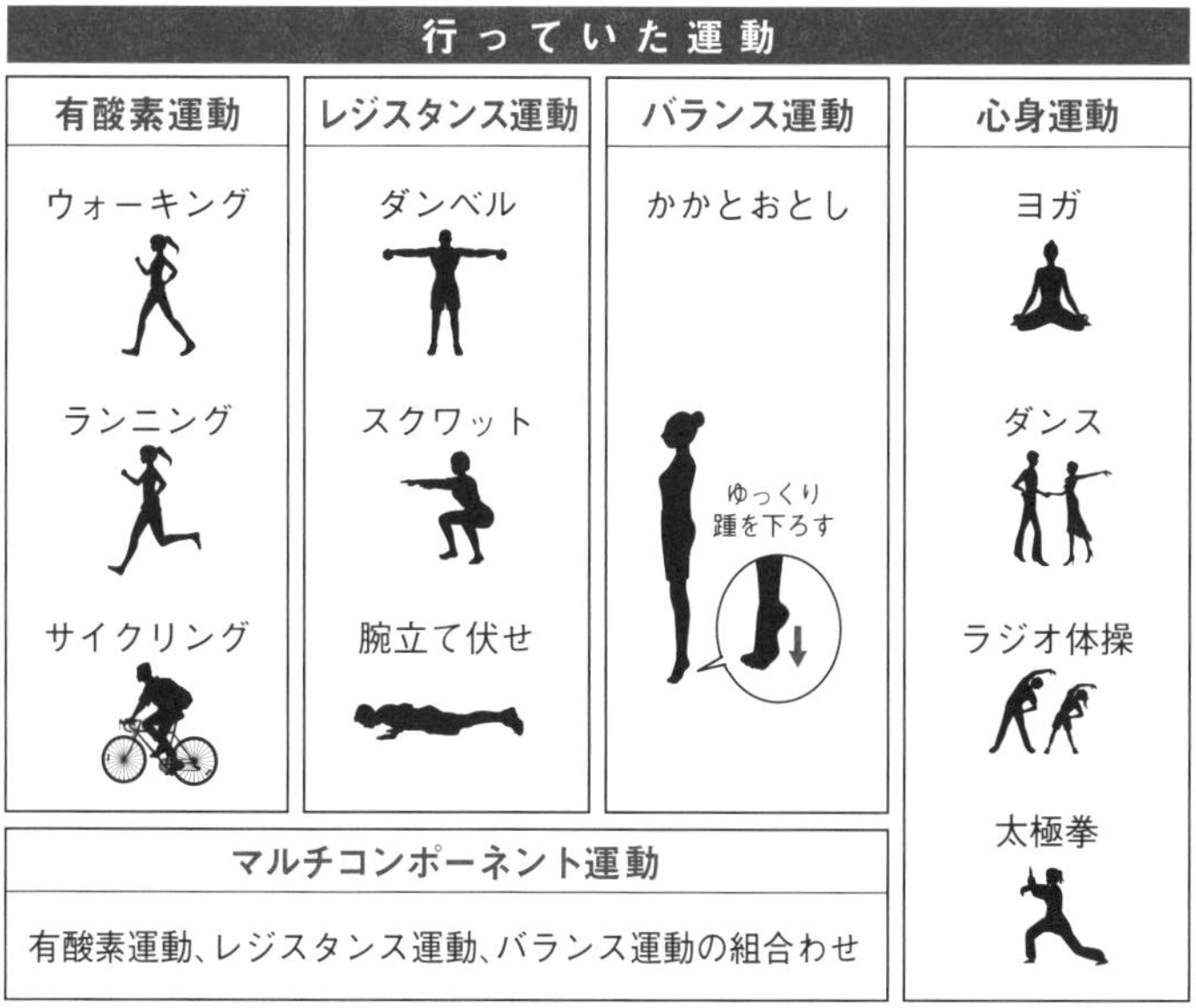

※中国・北京大学の研究チームが、2019年までに出された73の論文をメタ解析、5600名の軽度認知障害または認知症の人の運動療法について調査したもの。

全般的な認知機能	**有酸素運動・レジスタンス運動・マルチコンポーネント運動・心身運動いずれも有効**
実行機能	**有酸素運動・レジスタンス運動が有効**
記憶機能	**レジスタンス運動が有効**

どの運動療法も効果アリ

出典　Huang X, et al. Comparative efficacy of various exercise interventions on cognitive function in patients with mild cognitive impairment or dementia: A systematic review and network meta-analysis. J Sport Health Sci. 2022 Mar;11(2):212-223.doi: 10.1016/j.jshs.2021.05.003. Epub 2021 May 16.を元に作成

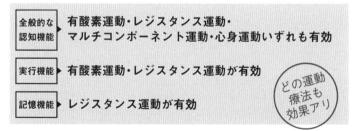

ウォーキングの効果5

「認知症」「ＭＣＩ（軽度認知障害）」に効く

「週２回以上歩けば認知症のリスクは半減する」

軽い運動が認知症を防ぐという研究が、世界五大医学雑誌の１つ『**ランセット**』の関連医学雑誌に発表されています。

スウェーデン、ストックホルムのカロリンスカ医科大学が中高年の男女１４５０名を、約20年間にわたって調べたところ、[※63] **週２回以上、ウォーキングをはじめとした軽い運動をしている人は、認知症の発症リスクが半減**していることがわかりました。

正常と認知症の中間には**「ＭＣＩ（軽度認知障害）」**という状態があります。

これは「やや心配な点はあるが、日常生活には支障がない」という微妙さで、気がつきにくい病気です。しかしＭＣＩの半数は５年以内に認知症に移行するとも言われているので油断できません。[※64]

「軽度認知障害で踏みとどまるか？　認知症になるか？」

50％の確率でどちらになるかは、複雑な要因があるので断言することはできません。ただこれは**「ウォーキングと食事で改善できる」**という科学的根拠がありますのでご紹介したいと思います。

アメリカノースカロライナ州デューク大学の研究チームは、平均65歳の軽度認知障害のある方160名に、6カ月間、それぞれに運動や食事療法を行ってもらい、その結果を比較しました。※65

ちなみにこれらの方々には、「座っている時間が長い」「軽度の認知機能低下（認知症の診断には至らない）」「心血管疾患のリスクあり（高血圧・糖尿病・脂質異常症）」といった特徴がありました。

結果は次の図の通りです。

これを見ると有酸素運動を行ったグループには、**実行機能**（認知症で一番多いアルツハイマー型によく見られる症状。段取りよく料理をする、予算内で買い物をする、洗濯のときに黒いものと白いものを分けて洗う、マニュアル通りに機械を操作するなど）の改善が見られ、特に有酸素運動と食事療法を組み合わせたグループはこの傾向が顕著でした。

この結果から**軽度認知障害には、有酸素運動と食事療法の組み合わせが有効**であることがわかります。「メタボは認知症リスクを高める」という報告※66もありますので、その点からも認知症が心配な人は、ウォーキングに食事療法を組み合わせて対策を講じるのがいいでしょう。

また軽度認知障害には該当せずとも少し心配がある人の**認知機能も6カ月のウォーキングで改善する**というデータもあります。

カナダのカルガリー大学の研究[※67]によると、運動習慣のない健常な中高年200名が、週3日、20~40分のウォーキングを6カ月間行ったところ、**認知機能と脳の血流および脳血管機能が改善**していたことがわかりました。

ですから「家族の認知症が気になる」という人は、一緒に歩くのもいいですね。そうすれば予防と改善が一気にかない、メタボ解消にもなるでしょう。

軽度認知障害はウォーキングと食事で改善できる

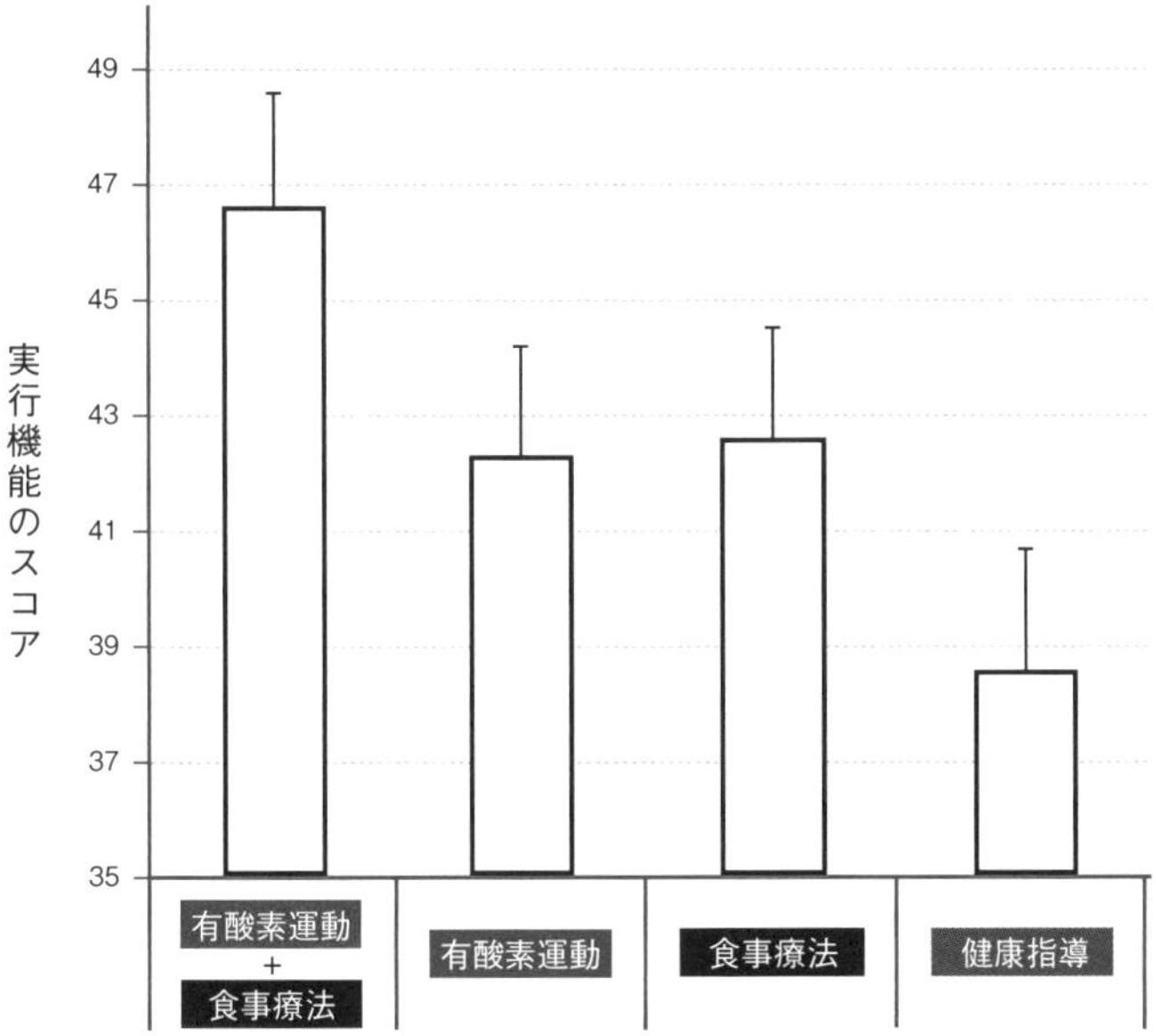

※有酸素運動は週3回。10分間のウォーミングアップ後、35分間のウォーキングまたはサイクリング

有酸素運動と食事療法の組み合わせが
軽度認知障害患者の実行機能を最も改善させた

出典　Blumenthal JA, et al. Lifestyle and Neurocognition in Older Adults With Cognitive Impairment. Neurology. 2019 Jan 15;92(3):e212-e223. doi: 10.1212/WNL.0000000000006784. Epub 2018 Dec 19.PMID: 30568005. を元に作成

第4章

心と体に最高に効く「大谷式ウォーキング」

エビデンスに基づく最大効果を手に入れる歩き方

最大効果を手に入れる

大谷式ウォーキングとは？

ウォーキングには「1万歩歩け」というものもあれば「1万歩も歩くな」というものもあり正解がわかりにくい世界です。そこでここでは科学的エビデンスを元に導き出した最も効果のある「歩き方の正解」を「大谷式ウォーキング」と題してみなさんにご紹介していきます。

全国には**4900万人ものウォーキング愛好者がいる**と言われています。

すでに歩いている方は、その効果を実感していると思われますが、実は「特に歩いていない」という方も、日常生活の中でそれなりには歩いています。

日本人の1日の平均歩数は**男性8200歩**、**女性7300歩**。

本書が目標とする歩数は1万歩ですので、実は日常生活の中であと少しだけ意識をすれば**「1万歩」はクリア**できます。

日頃からウォーキング習慣のある方は、今のペースを継続しながら「大谷式ウォーキング」のアドバイスを参考に、ぜひ続けてみてください。習慣になっていることは、ウォーキングがあなたに合っているということです。

一方、現在ウォーキング習慣のない方は、ぜひ一度まずは歩いてみてください。実はたった1回歩いただけでもたしかに効果があることが科学で証明されています。一度歩いてみることで「最高の気持ちよさ」を味わってみる。そうすればその体験が習慣に変わる日がきっとあなたに訪れます。

大谷式ウォーキングは気軽に始めて習慣にすることが目標です。

「休日にしっかり歩こう」という日はウォーキング用のスニーカーを用意するのがいいですが、普段は服装も自由、靴も履きなれたものなら何でも構わないと思っています。私も実は革靴やサンダルで歩くことがよくあります。

形にこだわり過ぎず、とにかくまずは「歩き始める」。そうすれば効果は必ずついてきます。

1 「1万歩」を一気に歩く必要はない
「3000歩」+「3000歩」+「4000歩」などでも大丈夫

1万歩はゆっくり歩くと100分、早く歩くと70分。

これを一度にやろうとすると**かなりの「時間」**、**かなりの「運動」**になってきます。

今はどんな人も忙しいので「まるまる1時間半の運動時間」はそう簡単に取れるものではありません。

強制的に歩こうと**月額8000円もするジム**に入会しても、行かなくなる人は多いでしょう。そしてこういう方は歩かなければ運動時間が「ゼロ」になってしまいます。

これは復習になりますが、**成人男性が1日に摂取するカロリーは2200キロカロリー、対して平均消費カロリーは1900キロカロリー。**

ですから歩くことなど運動をさぼると、日々、300キロカロリーが体にたまってしまいます。

300キロカロリーの目安は、ごはんならお茶碗2膳。食パンなら2枚分のカロリーですが、食事の量はそのままに運動しない日が続いてしまうと、これが体重増加を招き、やがては病気につながります。

だからこそ**余分な300キロカロリーを消費する1万歩のウォーキングが重要**になるというわけです。

ただここで最初に誰もが感じる疑問は**「1万歩はまとめて歩かないといけないのか?」**ということだと思います。たとえば、

朝、通勤時に3000歩
昼、ランチで2000歩
仕事の移動で2000歩
夕方、帰宅時に3000歩

これでも1万歩の効果はあるものなのか。

結論からお伝えすると、**1万歩を小分けにしてもウォーキングの効果はある**と言えます。

以前、有酸素運動は20分以上しないと効果が出ないと言われた時代がありましたが、**細**

切れの運動も十分に有効であることがわかってきました。

アメリカテキサス州にあるクーパークリニック・エアロビクス研究センターの研究チームは、運動プログラムに参加した合計２４０名の男女に対して、細切れの運動とフィットネスを利用した20〜60分の運動を比較検討しました。[※68]その結果、**細切れの運動でも、体力と心肺機能向上および血圧降下に有効**であったことがわかりました。

また**血糖値**に関しても、アメリカのジョージ・ワシントン大学の研究チームが、細切れ運動の有効性に関する調査[※69]を行いました。

この調査は「1回45分のウォーキングを午前10時30分から45分間行う場合」「1回45分のウォーキングを午後4時30分から45分間行う場合」「毎食後15分のウォーキングを1日3回行う場合」を比較するというものでしたが、この調査によると「朝の45分ウォーキング」と「各食後の15分ウォーキング」を行った日の平均血糖値は、ウォーキングを行わない日に比べて低下、中でも**各食後の短時間のウォーキングが夕食後3時間の血糖値を最も低下させていた**ことがわかりました。つまり**血糖値を下げるという点においても細切れのウォーキングは有効**だったということです（次図参照）。

細切れ運動でも血糖値は下がる

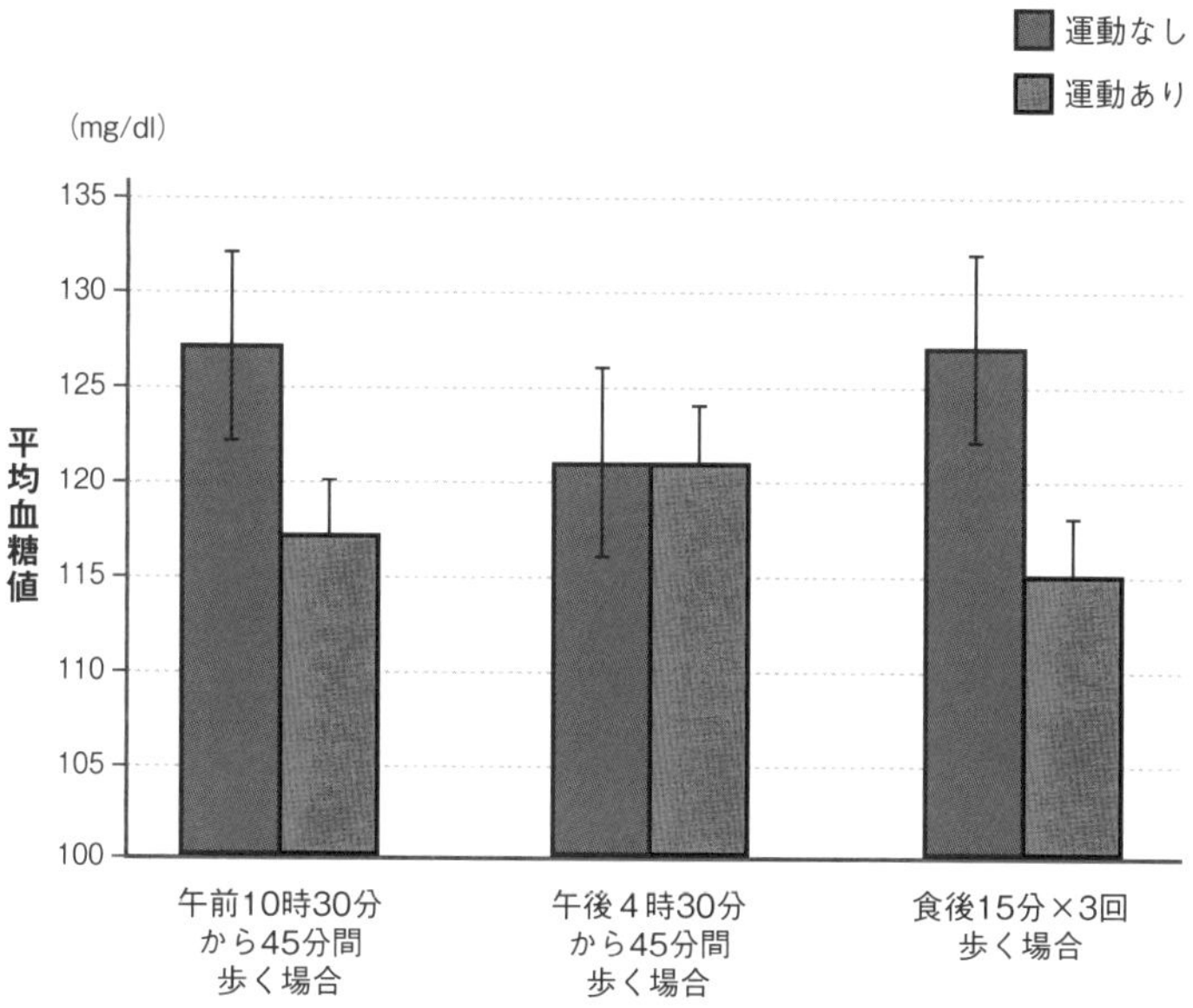

※運動はトレッドミル上のウォーキングで行う

細切れで歩いた方が血糖値は下がった

出典　DIPIETRO L, et al. Three 15-min bouts of moderate postmeal walking significantly improves 24-h glycemic control in older people at risk for impaired glucose tolerance. Diabetes Care. 2013 Oct;36(10):3262-8. doi: 10.2337/dc13-0084. Epub 2013 Jun 11. を元に作成

ちなみに、「午後4時30分の45分ウォーキング」に、平均血糖値の低下は見られませんでした。これについてはこの後にもご紹介しますが、午後4時30分というのは食前なので、食前よりも食後のウォーキングが血糖値を下げるのに有効だったということでしょう。

小まめな掃除をすることで、年末の大掃除がいらなくなるように、小まめなウォーキングをすることで、一気に運動しなくてもすむ体制を組む。それができるのもウォーキングの魅力です。

日頃まったく歩いていない人が、週末だけ一気に1万歩を目指して歩いてしまうと、体に負荷がかかってしまう可能性もありますのでこれには注意が必要です。

また、メタボや高血圧、シニアのみなさんには**極端な早歩きもおすすめしません。**

一気に早く歩くことは考えず、まずは自分のリズムに合ったスキマ時間に「ちりつも」を意識しながら歩く習慣をつけましょう。

これなら続けられる気がしてきませんか？

2 「夜」より「朝」歩く
太陽の光で体内時計をリセット、自律神経を整えてビタミンDを補充する

地球のリズムは24時間ですが、人間の体のリズムは24・2時間。ほんの少しずれています。この「ずれ」を放っておくと、体のリズムが崩れ自律神経が乱れてきます。

そんなことにならないよう、私たちの体は**朝、太陽の光を浴びると「体内時計」がリセットされる**ようにできています。そこで大谷式ウォーキングでは、体内時計を整えるために**「朝歩く」**ことをおすすめしたいと思います。

ちなみに体内時計以外にも、朝日のパワーがくれる効果はたくさんあります。

それが**「幸せホルモン」セロトニン**です。

朝の光を浴びるとセロトニンが分泌され、体にいい循環が始まります。

たとえば次のような効果が期待できます。

①脳を目覚めさせる
②ストレスを和らげる
③朝のセロトニンが、夜はメラトニンに変わってぐっすり眠れる
④陽の光がビタミンDの合成を促し骨《こつ》粗《そ》鬆《しょう》症《しょう》のリスクを減らす

紫外線によるシミなどが気になる方や日焼けをしたくない方は、長袖の服を着て**手のひらで日光浴**をする（手のひらを太陽に向けてウォーキングをする）だけでも結構です。

手のひらは他の部分に比べるとメラニン色素が少なく日焼けのリスクが少ない上に、手のひらでも**ビタミンD**はきちんと合成されるからです。

国立環境研究所と東京家政大学の研究チームは、顔と手の日光浴をすることで、１日に必要なビタミンDを得るために必要な時間を調査[※70][※71]しました。

その結果、紫外線の弱い12月の正午では、**那覇は8分、関東のつくば市は22分、札幌は76分**かかることがわかりました。

一方、紫外線の強い7月の正午では、**那覇で3分、つくば市で4分、札幌は5分**と、より短時間で必要量をクリアすることがわかりました。

この結果からも、やはり太陽のある時間帯のウォーキングを少しでも取り入れることを

おすすめしたいと思います。

ただし朝起きた直後の「早朝ウォーキング」はあまりおすすめできません。

朝はリラックスモードから活動モードに切り替わるタイミングで、自律神経のバランスは不安定。そんなときに急激に動くと**血圧が急上昇したり、脳梗塞や心筋梗塞のリスクが高まる**おそれもありますので、生活習慣病がある人やシニアは特に要注意です。

朝ウォーキングをするときは、ゆったりと目覚め、朝食をとってから歩くようにしてください。

3 朝食には「納豆＋バナナ」を食べる
トリプトファンの効果でセロトニンが合成される

「朝、起きたらコップ1杯の水をゆっくり飲む」

これはよく言われることですが、その目的は睡眠中に失われた水分補給。

起床時の体は水分不足の状態ですから、**「起きたら飲む」**をお忘れなく。**夏は脱水症予防になりますし、冬はのどの乾燥を予防してウイルス感染対策にもなります。**

ただし、一気にたくさんの水を飲もうとして誤嚥してはいけませんから**「寝たままでなく」「ベッドから出て」「ゆっくり、少しずつ飲む」**ようにしてください。

水を飲んだら朝食ですが、**ウォーキング前の朝食にはいったい何がいいのでしょうか。**

高知大学の研究チームは、大学のサッカー部に所属する男子学生50名を3つのグループに分け、朝食と日光浴が睡眠・精神衛生に及ぼす影響に関する調査[※42]を行いました。

グループへの指示は次のようなもので、それぞれ1カ月後の体調を比較しました。

グループ①：何も指示しない
グループ②：1カ月間、納豆とバナナの朝食をとる
グループ③：1カ月間、納豆とバナナの朝食をとり、食後に30分間太陽光を浴びる

するとこの実験で、グループ③にはっきりとした変化が現れました（次図参照）。**1日中気分がよく、寝起きもすっきり、早寝早起きになっていた**のです。

これは**大豆に含まれる「トリプトファン」とバナナに多く含まれる「ビタミンB6」が、体の中で「幸せホルモン セロトニン」に加工された結果**でしょう。

トリプトファンからセロトニンを合成する過程では、ビタミンB6が補酵素として働くため、ビタミンB6の摂取も間接的にセロトニン合成に関与するのです。

「納豆とバナナを混ぜるなんて！」と驚かれたかもしれませんが、この研究では納豆を含んだ朝食のデザートとしてバナナを食べていました。

ところが8月7日のバナナの日、**「納豆とバナナを混ぜるレシピ（！）」**がネットに出ておりましたので、早速試してみたところ**意外や意外「合う」**ことがわかりました。

用意したのはバナナ1本と納豆1パック。お皿の上でバナナをフォークの背でつぶして

サッカー部のメンバーの睡眠の変化

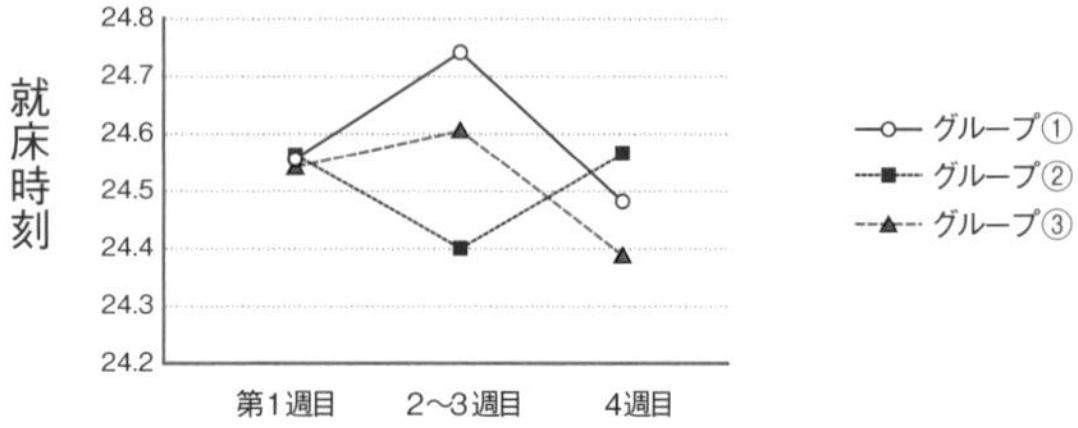

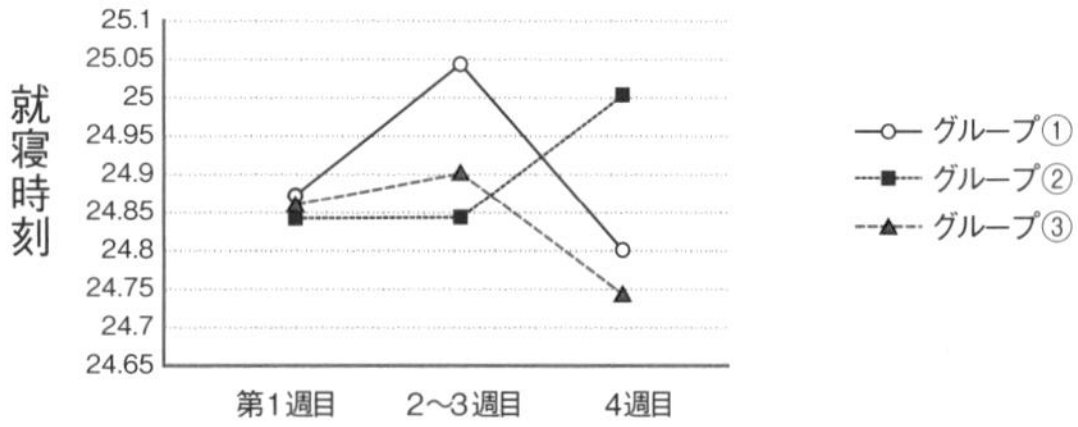

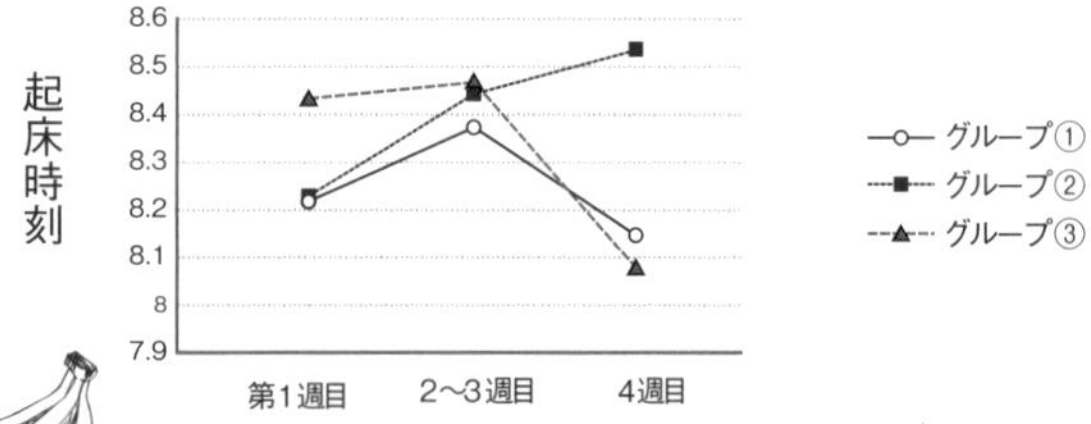

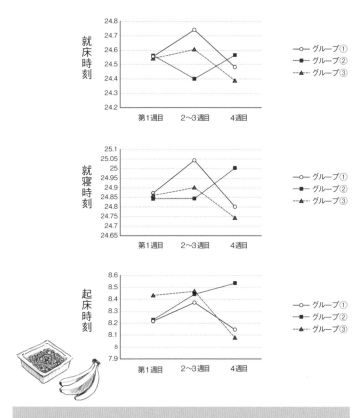

「納豆とバナナ」の朝食を食べて食後に太陽光を浴びると寝起きスッキリ、早寝早起きになった

出典　和田快, 他.高知県内の運動部所属大学生への朝食・光曝露介入が介入中の睡眠・精神衛生に及ぼす影響.日生理人類会誌2010;15: 97-103. を元に作成ペースト状にします。納豆をタレなしでペースト状のバナナとよく混ぜて完成です。ここに蜂蜜を入れると、よりまろやかな味になるのですが、私はこれをトーストにのせて〝**納豆バナナトースト**〟にして食べてみました。これは手軽で簡単、おいしいデザートになり最高です！

ぜひみなさんも**トリプトファンとビタミンB6たっぷりの朝食**をとり、**朝日を浴びて**ウォーキングをしてみてください。気分が上がり自律神経やホルモンバランスが整うのを実感いただけると思います。

4 「食前」より「食後」に歩く

血糖値の急上昇を抑え「血糖値スパイク」を避ける

甘いものを食べると気持ちもおなかも満足しますが、このとき体は急激な血糖値の上がり過ぎを抑えるために、すい臓が大量のインスリンを出し、これを一気に下げにかかります。

通常、食事をすれば血糖値はゆっくり上がり、ゆっくり下がるものですが、食後に血糖値が急激に上がり急激に下がる状態を「血糖値スパイク」と言い、この状態に陥りがちな人は空腹時の検査では正常な人が多いことから「隠れ糖尿病」と言われています。

血糖値スパイクを起こすと、体は一気にインスリンを出しますが、この働きが弱いと食後2時間経っても血糖値が下がらなかったり、逆に過剰に出すぎると急激な眠気やだるさ・頭痛の他、イライラや吐き気をもよおすこともあります。

またこの状態を放置すると、細胞にさまざまな毒性が働くことから血管が傷み、心臓や脳の病気にもつながります。ですから食後きちんと血糖値を下げることは非常に大事。

そこでご紹介したいのが、先のNHK－BS「ウォーキングを科学する」の番組内で紹介されたドイツ体育大学の実験です。

ドイツ体育大学では、ドーナツを食べた学生を「食後すぐ歩くグループ」と「じっとしているグループ」に分け、その血糖値を比較しました。

この実験によると、カロリーの高いドーナツは食後に血糖値の急上昇を招いたものの、すぐに歩いたグループの血糖値は、じっとしていたグループに比べて早く下がることがわかりました。

またこの章のはじめにご紹介したジョージ・ワシントン大学の研究チームによる「細切れ運動の有効性」に関する調査[※69]でも、各食後15分間のウォーキングを行った日の24時間平均血糖値が最も低下したことはお伝えしました。

そこでみなさんにご提案したいのは、食べたら歩いて余分な糖はさっさと使い、血糖値をできるだけ早く下げてほしいということです。

先日あるテレビ番組が密着取材で我が家にこられ、私が毎日東武デパートに行って、家族のためにケーキを買う様子を取材していかれたのですが、「毎日ケーキを食べて大丈夫ですか？」という質問に、私は「食べたらすぐに歩く」を強調させていただきました。

血糖値を安定させるには「食前」より「食後」のウォーキングがおすすめです。

ちなみに「食前」のウォーキングには、脱水に陥るリスクがあるというデメリットもありますのでご注意ください。これについては後述しますが、私たち人間は1日の必要水分量のうちのかなりの部分を食事からとっています。ですから**食事前のウォーキングで汗を大量にかいてしまうと、脱水に陥るリスクが高まる**のです。

その意味からもウォーキングは「食前」「食後」どちらにするかを迷ったら、「食後」にするのがおすすめです。

5 「30分」おきに「100秒」歩く
まとめて歩くよりこまめに歩く方が効く

第1章でもご紹介しましたが、ニュージーランドのオタゴ大学の調査[※11]によると、**「こまめに動くと血糖値が下がる」**ことがわかっています（45ページ参照）。
復習になりますが、この調査では、18歳～40歳の、糖尿病や高血圧ではない70人を、次の3つのグループに分け、その後の血糖値を比較しました。

グループ①：9時間座り続けるグループ
グループ②：30分ウォーキングした後、座り続けるグループ
グループ③：30分ごとに100秒、ウォーキングするグループ

結果、最も血糖値が下がったのは最後のグループでした。つまり一度運動したとしても、その後座り続けては意味がなく、こまめに歩いた方が血糖値は下がるということです。

「血糖値が下がるなら血圧は?」と思った方にも、嬉しいお知らせがあります。

こまめなウォーキングで「血圧」が下がったという調査結果も存在します。

オーストラリアのベイカー心臓・糖尿病研究所は、ぽっちゃりとした中高年の男女70名を次の3つのグループに分けて、その血圧を比較しました。[※72]

グループ①:朝から8時間座って生活する
グループ②:朝食を含めて1時間座り、その後30分間ウォーキング。その後6・5時間座って過ごす
グループ③:朝食を含めて1時間座りその後30分間ウォーキング。その後6・5時間座って過ごすがこちらの組は「30分おきに3分だけ」ウォーキングを行う

その結果、最初のグループの血圧を基準としたとき、②のグループは収縮期血圧(上の血圧)が**3・4ミリメートルHg**、③のグループは**5・1ミリメートルHg**も低いことがわかりました。

こまめに動いた方が血圧も下がる

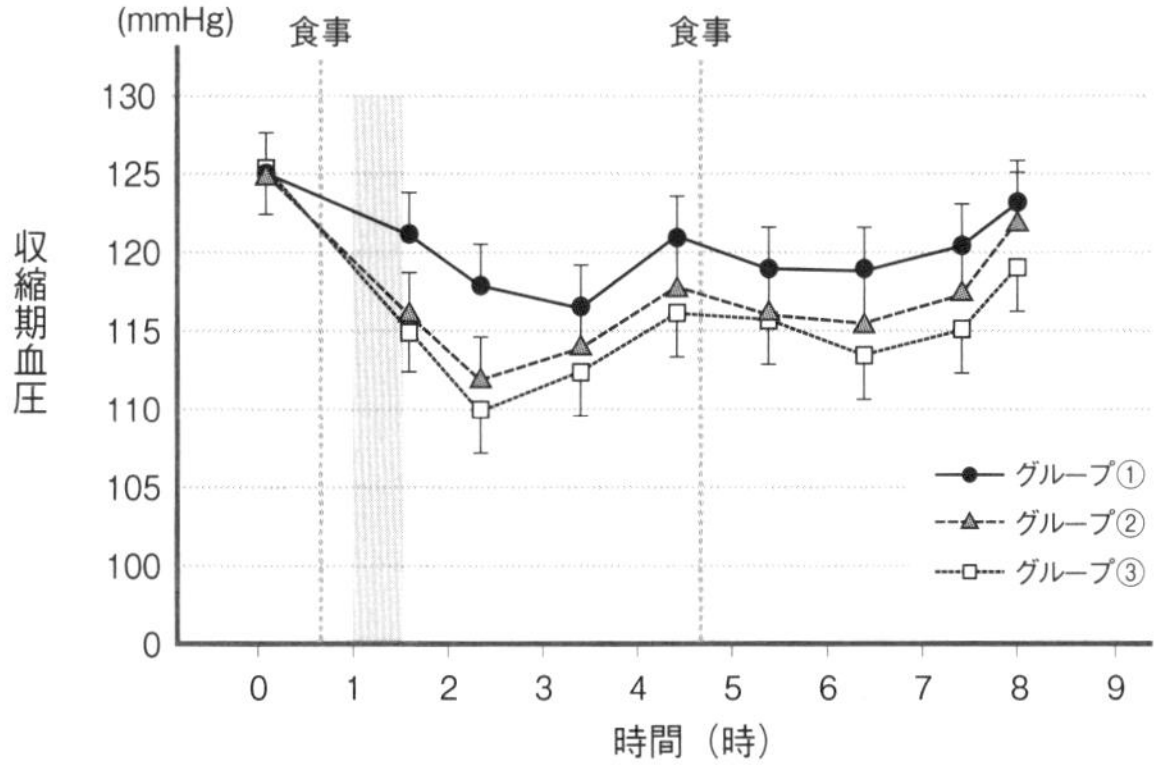

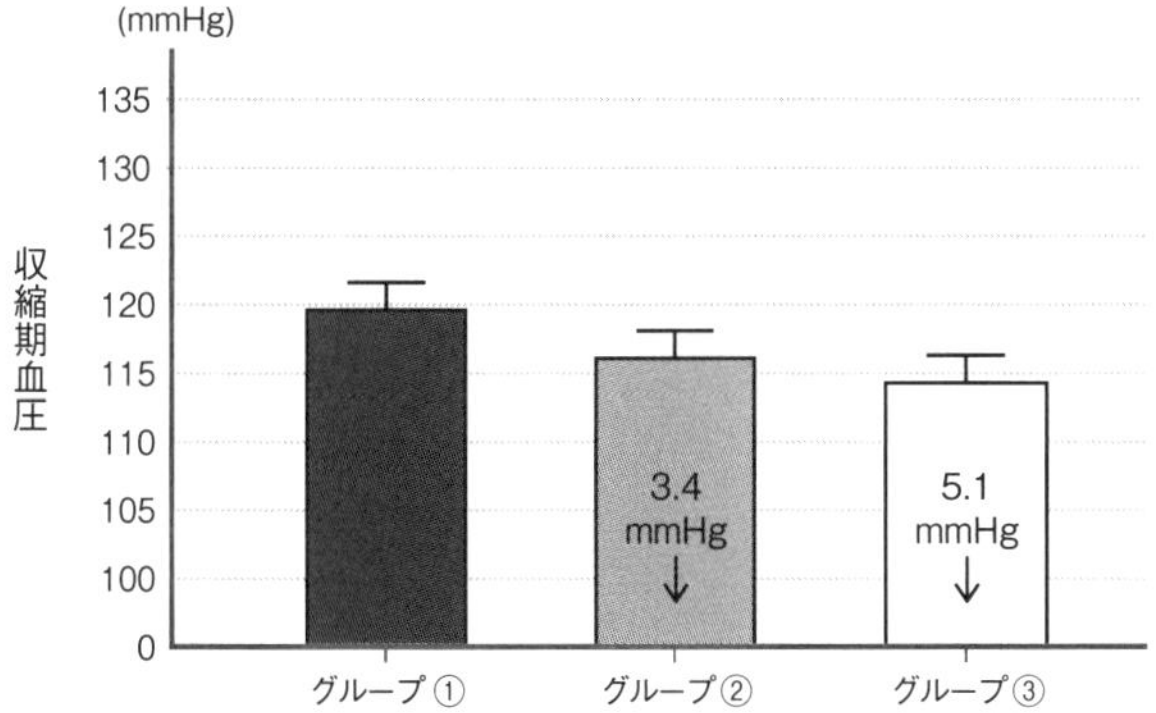

30分おきに3分歩いた方が血圧は低かった

出典　Wheeler MJ, et al. Effect of Morning Exercise With or Without Breaks in Prolonged Sitting on Blood Pressure in Older Overweight/Obese Adults. Hypertension 2019 Apr;73 (4):859-867. doi:10.1161/HYPERTENSIONAHA.118.12373. を元に作成

大谷式ウォーキングでおすすめするのは、最後のグループのようにとにかくまめに歩くこと。②のグループのように、朝食後に30分歩いただけで日中の血圧が下がるなら「かなりお得」に感じますが、みなさんにはできれば③を目指していただきたいと思います。

ウォーキングと言っても何も外を歩く必要はありません。社内であってもちょっと違う階まで歩く、ちょっとコピーをとりにいく、ちょっとトイレに行く、何でも結構ですのでとにかく座り続けることを避け、まめに立ったそのタイミングで3分だけブラブラ歩く。それで血圧が下がるなら御の字ですよね。

6 ウォーキングの前には「コーヒー」を飲む

30分前にカフェインをとると脂肪が燃える

朝食後、いつも何を飲んでいますか？

1531年に設立された歴史あるスペインのグラナダ大学の研究グループは、20代から30代の健康な男性15名を対象に、カフェインと有酸素運動の関係を調べました[※73]。

水に溶かしたカフェイン水とただの水。味やにおいを含め見た目はどちらも同じです。メンバーにはどちらかを明かさず、この水を朝または夕方飲んでから運動してもらい、その後の最大脂肪酸化率（脂肪が燃えたかどうか）を調べました。実験は7日間隔、次の4回行われました。

①朝8時にカフェイン水を飲んで30分後に有酸素運動を行う
②夕方5時にただの水を飲んで30分後に有酸素運動を行う

③朝8時にただの水を飲んで30分後に有酸素運動を行う
④夕方5時にカフェイン水を飲んで30分後に有酸素運動を行う

その結果、ただの水に比べてカフェイン水を飲んだときは、**最大脂肪酸化率が午前中は10・7%、午後は29%上っていたこと**がわかりました。

午後の方が脂肪は燃えていましたが、カフェインの効果は午前も午後もはっきりと出ていたことがわかります。

そこで大谷式ウォーキングでは **「歩く30分前のコーヒー」** をおすすめしたいと思います。ちなみに私のモーニングルーティンは、どんなに忙しくても**駅前のスタバ**にコーヒーを買いに行くこと。ときにはテイクアウトをせずお店でゆっくり楽しみますが、この実験結果を見ると、お店でコーヒーを楽しんだら30分間読書を楽しみ、それから歩き出せばダイエットになりやすいことがわかります。

これからは私もぜひ、休診日にはこれを試してみようと思っています。

カフェインには脂肪燃焼効果がある

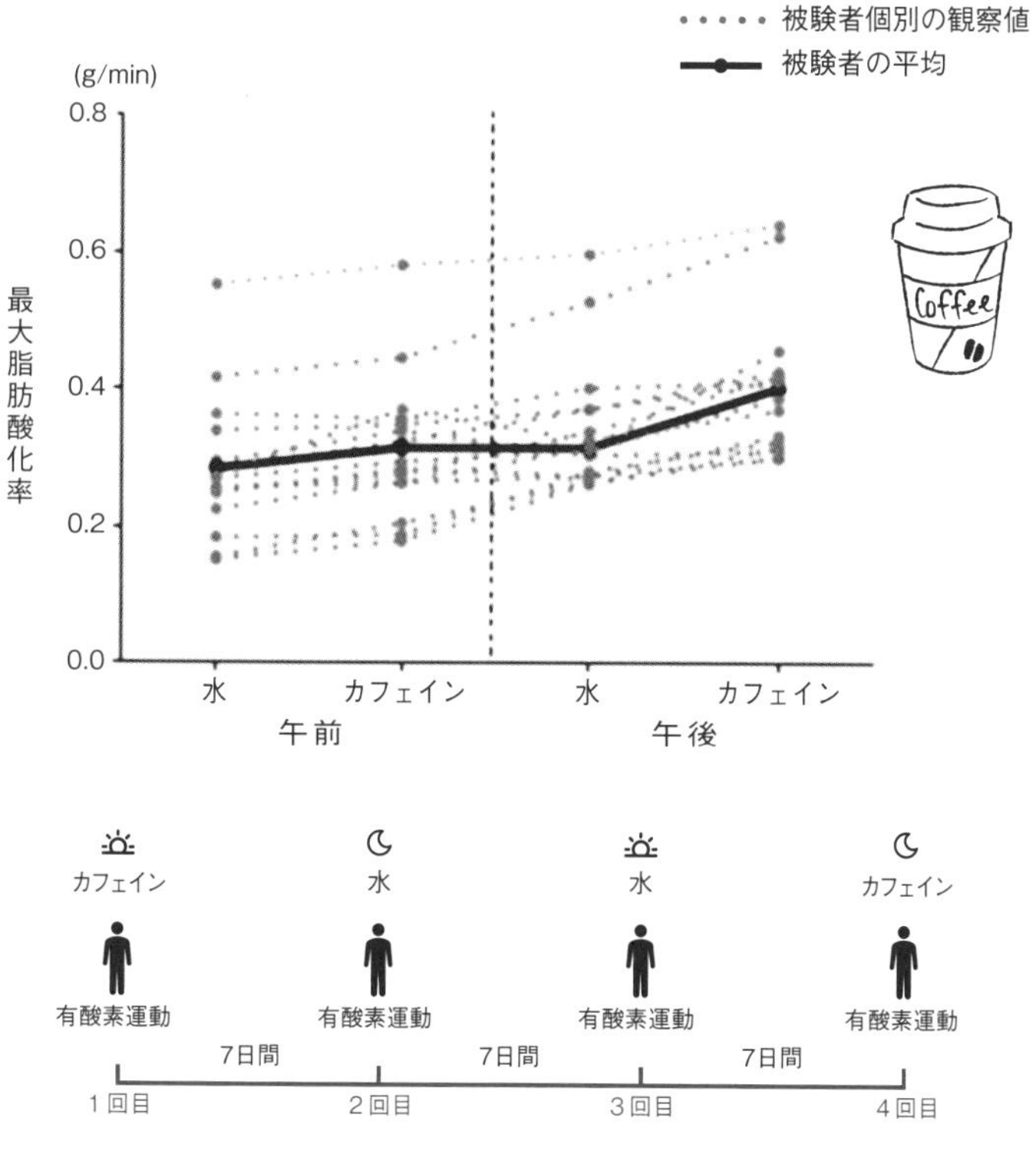

ただの水よりカフェイン水を飲んだときの方が
最大脂肪酸化率が午前中は10.7％、午後は29%上っていた

出典　Ramírez-Maldonado M, et al. Caffeine increases maximal fat oxidation during a graded exercise test: is there a diurnal variation? J Int Soc Sports Nutr.2021 Jan 7;18 (1):5. doi: 10.1186/s12970-020-00400-6. を元に作成

7
早く歩く必要はない
高血圧の人が早く歩くと死亡リスクが高くなる

「ウォーキングをするのなら、どのくらいの速度で歩けばいいでしょうか？」

こんな質問を受けることもあります。ただ**大谷式ウォーキングの唯一のルールは「1万歩を歩くこと」**。それ以外は自由に気持ちよく歩いていただけば結構です。スピードについても神経質になる必要はありません。これまでお伝えしてきた通り、**ただ「歩く」だけでも、健康効果は十分にある**からです。

「私は普段、歩くのが遅いのですが、遅い人は早死するって本当ですか？」

こんな質問を受けることもあります。そんな方には**「歩行スピードが遅くても死亡リスクは上がらない」**という次の研究をご紹介したいと思います。

オレゴン州立大学の研究チームが65歳以上の高齢男女2340名について、歩行スピードの速さと死亡率について調べました。[※74]

この調査ではあらかじめ行った歩行テストで0・8メートル／秒以上で歩く人（つまり1分間に約50メートル歩く、歩行が遅くない人）と、それ未満の遅い人を分けそれぞれの血圧などが記録されました。

調査は1999年に開始、2006年12月まで継続的に行われましたが、この間に590名が亡くなりました。その後、データを分析したところ次のことがわかったそうです。

・歩行スピードが遅くない人は高血圧があると、高血圧でない人に比べて死亡リスクが1・4倍高くなる
・歩行スピードが遅い人は、高血圧でも死亡リスクは上がらない

つまり歩くことが比較的早く高血圧のある人は死亡リスクが高いが、歩くことが遅い人は高血圧でも死亡リスクは上がらなかったということです。

ですから**高齢で高血圧の方は「セカセカ」「イライラ」の早歩きはほどほどに。**血管の負担が増えて、心臓や脳の病気につながるなど死亡リスクが上がるからです。

ちなみにこの調査で採用された歩行スピード（0・8メートル／秒）は、かなりゆっくりめのスピードです。

高齢者は特に血圧を考慮すると、ウォーキングはむしろ**ゆっくり歩きでいい**のです。

高齢になればなるほど「フレイル」の問題も生じますので、血圧管理をしながらゆっくりでもウォーキングを継続いただければ大丈夫です。

8 歩幅は「65センチ以上」を目指す

横断歩道の白線をまたげなくなったら要注意

「歩幅が狭くなると認知症のサイン」

国立環境研究所の谷口優氏は、東京都健康長寿医療センター研究所での研究[※75][※76]で、群馬県と新潟県の70歳以上の男女670名の歩幅を測定し、男女別に「歩幅が狭い・普通・広い」人に分類しました。

歩幅は体格によって異なりますが、この調査で「広い」としたのは、男性は70センチ以上、女性は65センチ以上。

およそ3年後再調査をしたところ、**歩幅が狭い人は広い人に比べて、認知機能低下のリスクが3倍以上になっていたことがわかりました。**

そこで谷口氏は、**歩くときは歩幅65センチ以上で歩く**ことをすすめています。

街ではいわゆる**ちょこちょこ歩き**（歩幅が狭く小股でちょこちょこ歩く歩き方）を目にすることがありますが、谷口氏の研究によるとこの歩き方は、**認知症になりやすい歩き方**だと言えるかもしれません。

そこで歩くときは歩幅65センチを意識したいところですが、歩きながらメジャーを持って歩幅を測るというのは現実的ではありません。

そんなとき参考にしたいのが**「横断歩道」**。**横断歩道は白線の幅も白線間の幅も45センチになっているので、**まずは**「横断歩道の白線をまたげなくなったら要注意」**と考えて、自分の歩幅を一度、チェックしてください。

さらには歩幅65センチ以上を目指して「白線の幅＋半分」くらいの幅を目安に歩いてみるのはいかがでしょうか。ただこれは、実際にやってみるとなかなかどうして難しい！

そういう人はいきなりではなく少しずつ歩幅を伸ばすとよさそうです。

歩幅が伸びれば適度な負荷がかかるとともに、認知症予防にもなって効果的です。

横断歩道で歩幅をチェック

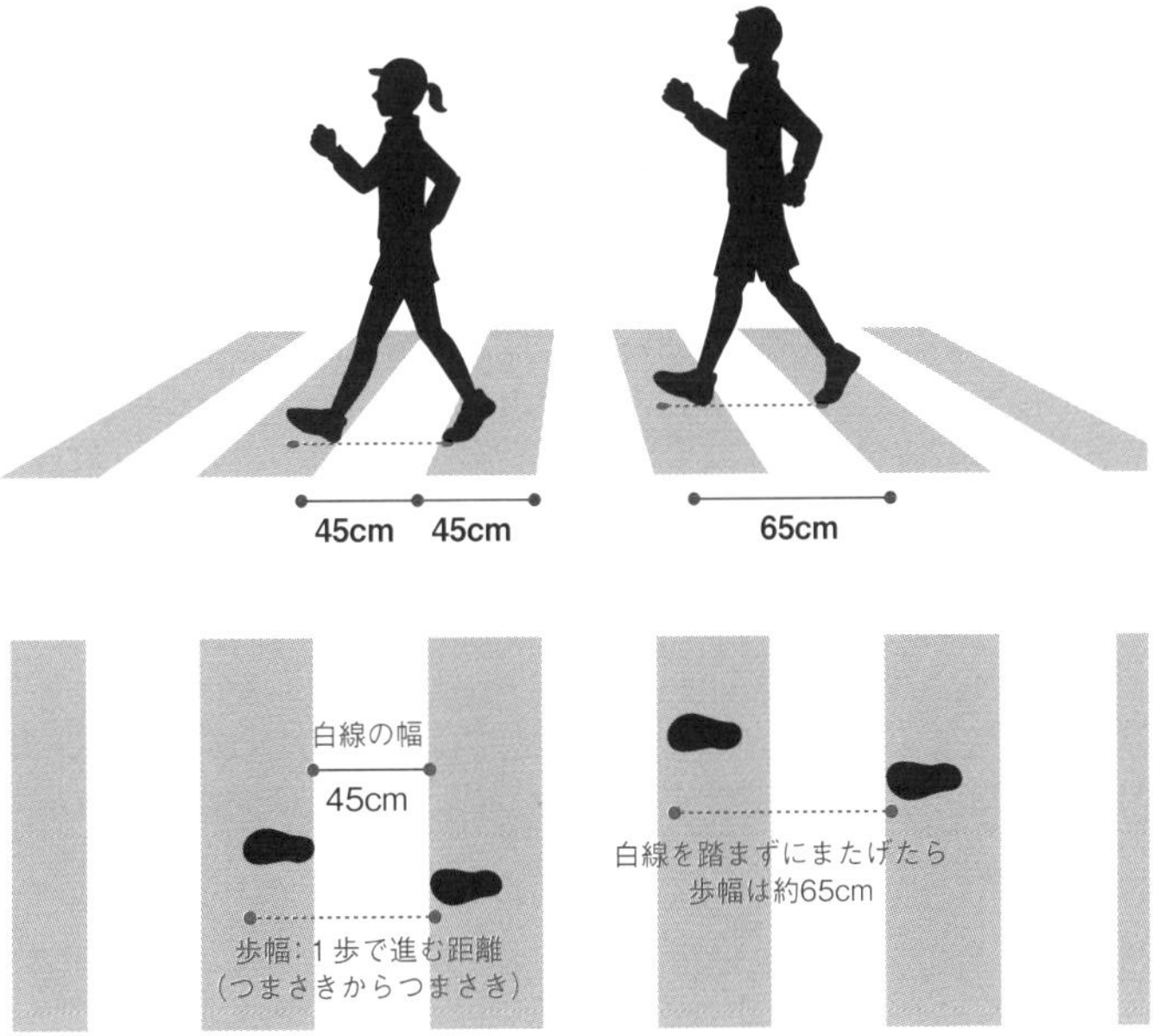

国立環境研究所の谷口優氏によると、認知機能と関連するのは歩幅で歩くテンポは関連なし。歩幅の調整には、脳が関係しており、歩幅が狭い場合は脳に異変が起こっている可能性あり。

歩幅が狭い人は広い人に比べ
認知機能低下のリスクが３倍以上！

9 歩くときは「胸」を張る

テストステロン増、コルチゾール減で男性更年期に効果アリ⁉

ウォーキング中の姿勢を検討するにあたり、おもしろい実験を見つけました。

「胸を張って歩くと、男性更年期に効果がある」と考えられる研究です。

さっそく、見ていきましょう。

アメリカ、コロンビア大学の研究グループは、42名の男女に「背筋を伸ばした姿勢」と「猫背」のポーズをとってもらい、ホルモン分泌量を比較するという実験[※77]を行いました。

すると、胸を張った姿勢では**テストステロンが増加**し、**コルチゾールが減少**していることがわかったというのです。

テストステロンとは男性ホルモンの一種。これは性的な機能だけでなく、筋肉や骨格、意欲と集中力に関係します。

少量ですが女性にもあり**「やる気ホルモン」**とも言われています。

加齢とともにテストステロンが減るのが、男性更年期の一因です。

前向きに活躍していた男性が、突然、命を絶つ……。そんな悲しいニュースがありますが、これもテストステロンの減少が影響しているかもしれません。

一方、コルチゾールは「**ストレスホルモン**」と言われるもので、アドレナリン、ドーパミンと並んで「いざ」というとき力を出すためのホルモンです。ただこれが多すぎると**緊張状態が続いて疲れてしまう**という逆の作用も発生します。

この実験結果から言えることは、ウォーキングをする際も、特に男性更年期に悩む男性は**太陽の光を浴びながら胸を張って歩くといい**と言えそうだということです。

胸を張って歩くだけで「やる気ホルモン」が増えて「ストレスホルモン」が減るとしたら、こんなにいいことはありません。私も意識的に姿勢を整えて歩くようにしています。

ウォーキング中は胸を張ろう

アメリカコロンビア大学による実験

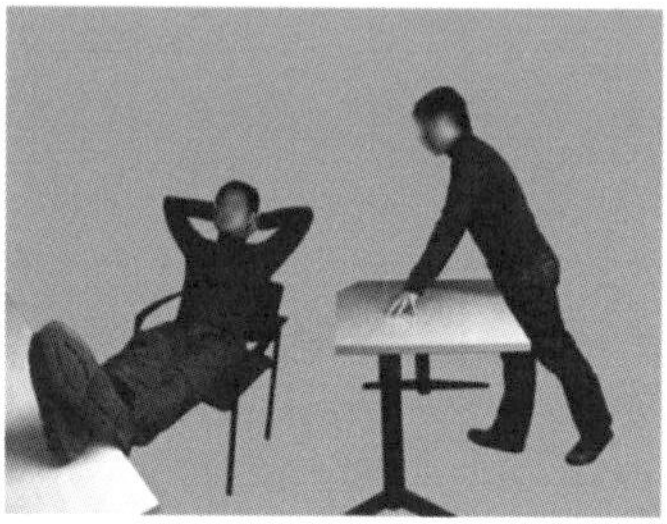

背筋を伸ばし手足を開いたポーズ

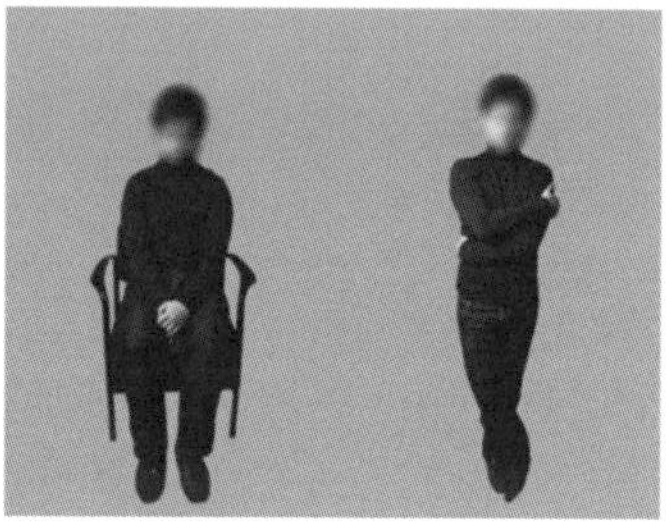

猫背で手足を閉じた収縮姿勢のポーズ

胸を張った姿勢をとると
テストステロン増、コルチゾール減

出典　Carney DR, et al. Power posing: brief nonverbal displays affect neuroendocrine levels and risk tolerance. Psychol Sci.2010 Oct;21(10):1363-8.doi:　10.1177/0956797610383437.Epub 2010 Sep 20.を元に作成

ウォーキング中の姿勢

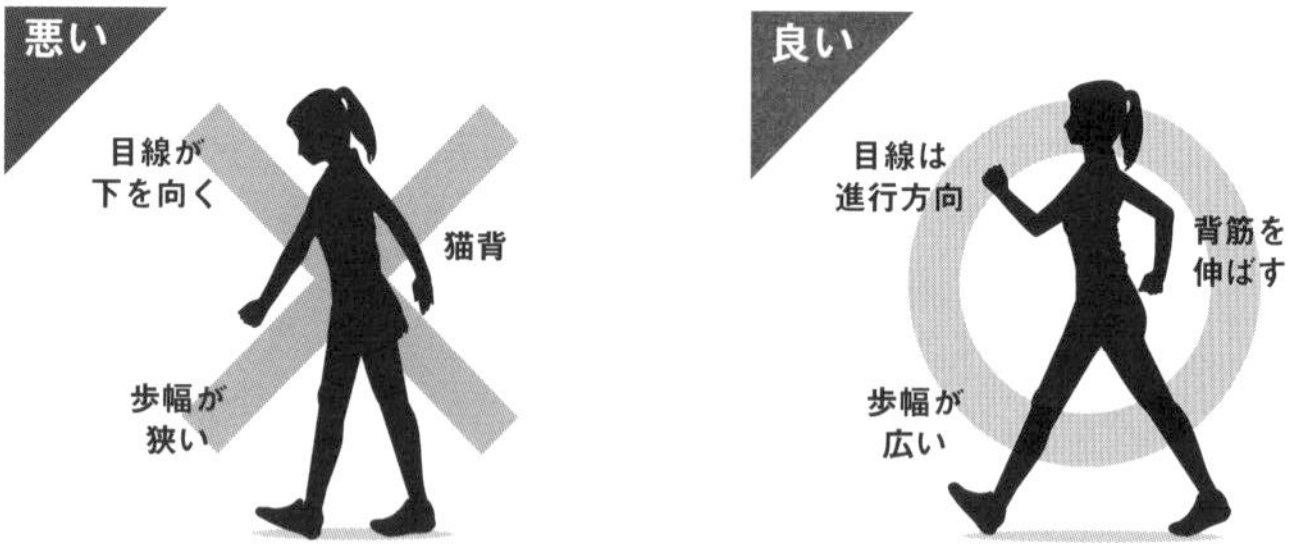

胸を張って歩けば「やる気ホルモン」が増え
「ストレスホルモン」が減る

10 階段は「上る」より「下る」

下った方が筋肉量増、血圧、血糖値、中性脂肪、悪玉コレステロール減

「健康のために階段を駆け上がっています!」

駅や商業施設のエスカレーターは使わないなど、**「階段上り」**をがんばっている人は多いようです。

しかしなかなかくたびれそう。では実際のところその効果はどうなのでしょうか。

国立台湾師範大学の研究チームは、**「階段上り」**と**「階段下り」**について、それぞれ週2回、徐々に回数を増やしながら12週間試してもらってその効果を比較するという調査[※78]を行いました。

するとなんと**階段は「上り」より「下り」の方が体に効く**ことがわかりました。

たとえば膝を伸ばす**筋肉量**は、階段上りでは**14・6%**増であったのに対し、下りは**34・0%**増。

心拍数、収縮期血圧（上の血圧）、血糖値、ヘモグロビンＡ１ｃ、中性脂肪、ＬＤＬコレステロール値も階段下りの方が数値が下がり、善玉と言われるＨＤＬコレステロールについても、下りの方が上がっていました。

ただこの調査で対象となったのは「60歳以上の肥満女性」で、若い方については断言ができません。でもどんな年齢の方も当てはまりそうですし、**階段は「上り」にばかりこだわらなくてもいい**のかもしれません。

このデータに驚いて、私も「階段下り」を試してみたのですが、下りはすべって転倒しないように意識するせいか、たしかに負荷がかかります。そのため一定の年齢以上では、下りの方が有効だと私自身も感じます。

ただ階段は上りでも下りでも、くれぐれも**転倒には注意**してくださいね。

階段は「上り」より「下り」が効く

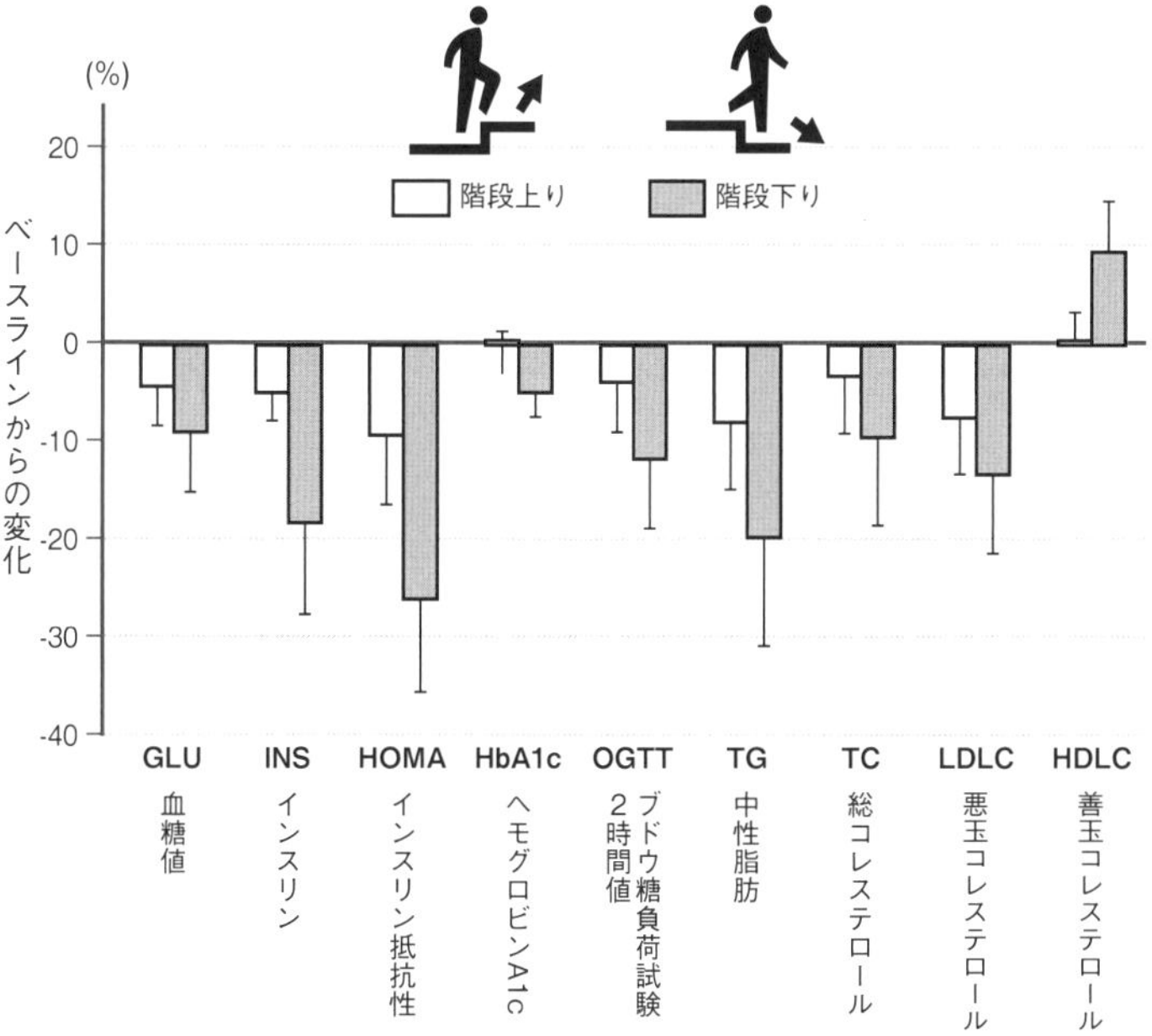

※60歳以上(60～82歳)の肥満女性を12週間調査

階段下りは血糖値、インスリン抵抗性、ブドウ糖負荷試験2時間値
中性脂肪、悪玉コレステロール値を低下させ
善玉コレステロール値を上昇させた

⬇

階段は上りより下りが効果あり

出典　CHEN TC ,et al. Effects of Descending Stair Walking on Health and Fitness of Elderly Obese Women. Med Sci Sports Exerc. 2017 Aug;49(8):1614-1622.doi : 10.1249/MSS.0000000000001267. を元に作成

11 「1人」より「2人」で歩く ウォーキングが長続きして貴重なコミュニケーションにもなる

1人ではなく誰かとウォーキングするのも楽しいものです。

私も妻と一緒にウォーキングするだけでなく、娘と少し遠い**ケーキ屋**さんや、**小石川植物園**まで出かけたりします。多忙な父親としては、コミュニケーションを兼ねたウォーキングは娘との大切な時間です。

ところで1人で歩くのと誰かと一緒に歩くのとでは、効果に違いはあるのでしょうか？

そんな疑問を持ったとき見つけたのが、アメリカ、インディアナ州にあるパデュー大学の調査[※79]です。

これは25歳〜79歳の70組のカップルに「**1人で歩く**、**パートナーと歩く**、**パートナーと手をつないで歩く**」の3パターンで「**障害物のない道**と**ある道**」2つのルートを歩いてもらうという実験です。

これによると、歩行スピードについては障害物のあるなしにかかわらず「1人で歩く」ときが一番早く、パートナーと一緒に歩くと遅くなり、手をつなぐとさらに低下することがわかりました。

結論としてこの実験では、パートナーと一緒に歩くことで、歩行スピードが遅くなり歩数が減るというデメリットが明らかになったわけですが、それとトレードオフになることとして、**ウォーキング頻度が増加**したり、**社会活動（さまざまな人とのコミュニケーション機会の増加）につながる**など重要なメリットがあることも強調されました。また高齢者については歩行速度を上げるより、**座っている時間を減らす**ためにもウォーキング頻度を増やしたり、ウォーキング習慣をつけることが重要であるという考察もありました。

一緒に歩けば歩行速度はたしかに落ちます。でも楽しくウォーキングをすることで、**長時間ウォーキングすることが可能**になり、**1人よりも習慣化しやすくなる**とすれば、その効果は見逃せません。

フィットネスクラブに入ってもあまり通わなかったり、すぐ辞めてしまう経験をされた方は少なくないと思います。しかしその点、パートナーと一緒のウォーキングなら継続しやすくなるでしょう。

ウォーキングは競技ではありませんし、スピードを求めるならランニングもあるわけですから、歩くときには**スピードよりも長い時間歩くこと**や、その**習慣化**を目指す方が大切です。そのときパートナーと一緒に歩くことは**よい選択の1つ**でしょう。

先にご紹介した通り、犬との散歩にも効果があるので、**パートナーと犬の散歩をする**のもおすすめです。いっそう「心に効く」はずです。

「2週間歩かないと、人は腿《もも》、足の筋肉量が低下する」というデータ※80もありますので、一緒に歩くパートナーがいる方は誘い合って歩くことで、ウォーキングを「続ける工夫」をしてみてください。

12 歩くなら「町中」より「森林の中」

森林ウォーキングは血圧低下、認知機能向上、抑うつに効果あり

「休日に歩きたい」

そんな人は**森林ウォーキング**をすると、**心にも体にも効果があります。**

北海道・中頓別町国民健康保険病院院長の住友和弘医師は、高血圧患者、もの忘れ傾向のある住民、一般住民を対象に、森林ウォーキングの効果を調べました。[※81※82]

この調査ではまず、高血圧の男女20名に「森林」と「市街地」を1時間ずつ歩いてもらいその後の変化を調べました。その結果、市街地よりも**森林を歩いた方が血圧が下がり、さらにはストレスホルモンが減り、自律神経のバランスが整い、睡眠状態も改善していた**というのですから驚きです。

続けてこの調査では、一般住民310名にも森林を歩いてもらったところ、**イライラの代わりにイキイキが、怒りの代わりに穏やかさ**が出ていたことがわかりました。

またこの調査では、森林ウォーキングが**認知症**にも効果があることがわかっています。もの忘れの傾向がある住民11名（平均83・2歳）が、3カ月間、週1時間の森林ウォーキングを続けたところ、認知症のスクリーニングテストである**長谷川式簡易知能評価スケール（112ページ参照）の点数が改善**しただけでなく、認知症からくる**うつ尺度（SDS）や介護尺度が改善**したというのです。トイレにすら自力で行くことができなかった方が、自分で食事をしようとしたといいますから、これは素晴らしい変化です。

これについて住友先生は、**森の香りα-ピネンの抗酸化作用**と**五感からの刺激**が、いい方向に作用したのではと考えているようです。[※82]

森林ウォーキングの健康効果にはこのように**科学的根拠**があります。

森林でなくても公園や緑の多いエリアでは、多くの樹木を目にすることができますので、ウォーキングを行う場所もぜひ工夫いただければと思います。

森林ウォーキングの身体的効果

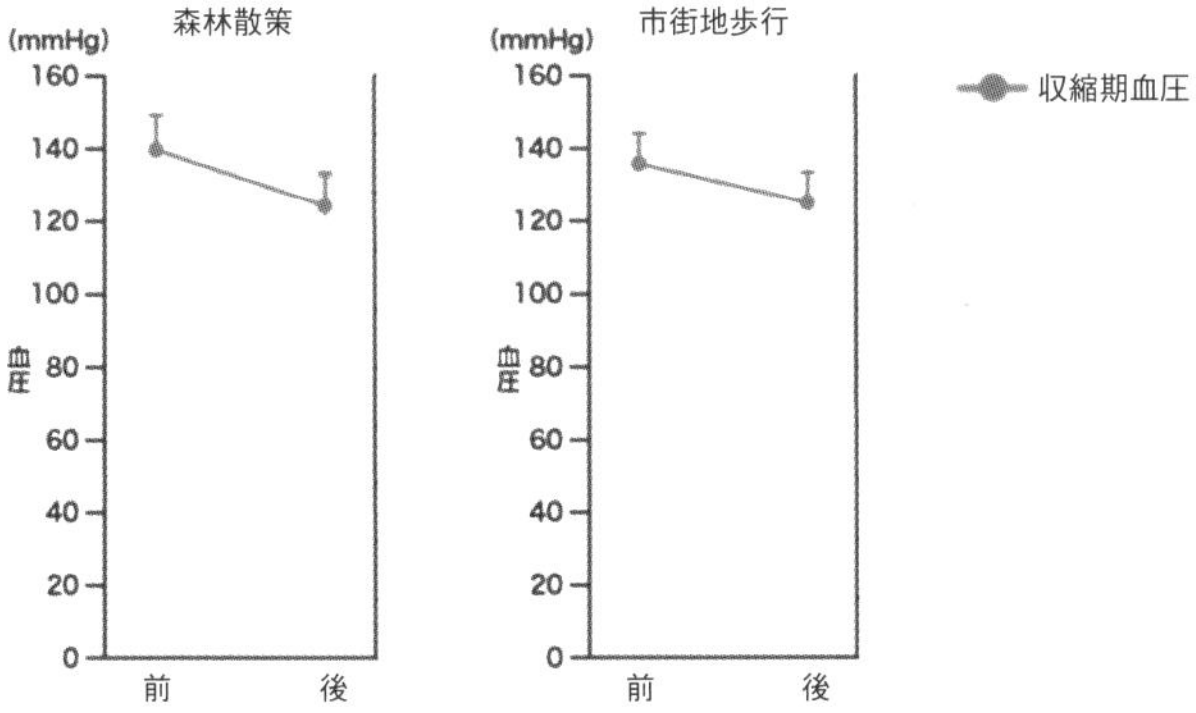

森林ウォーキングの心理的効果

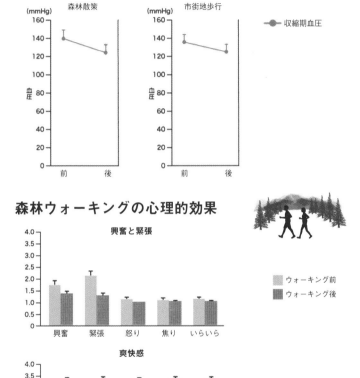

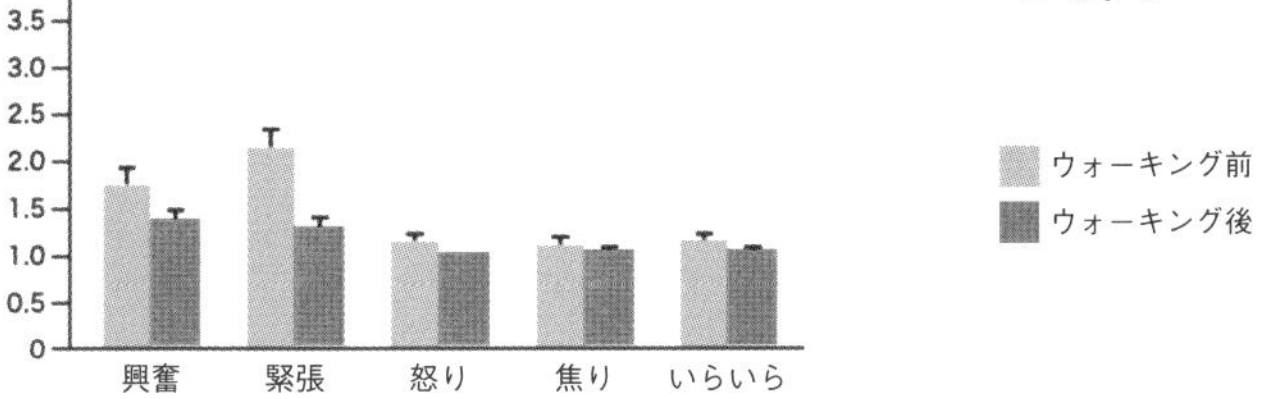

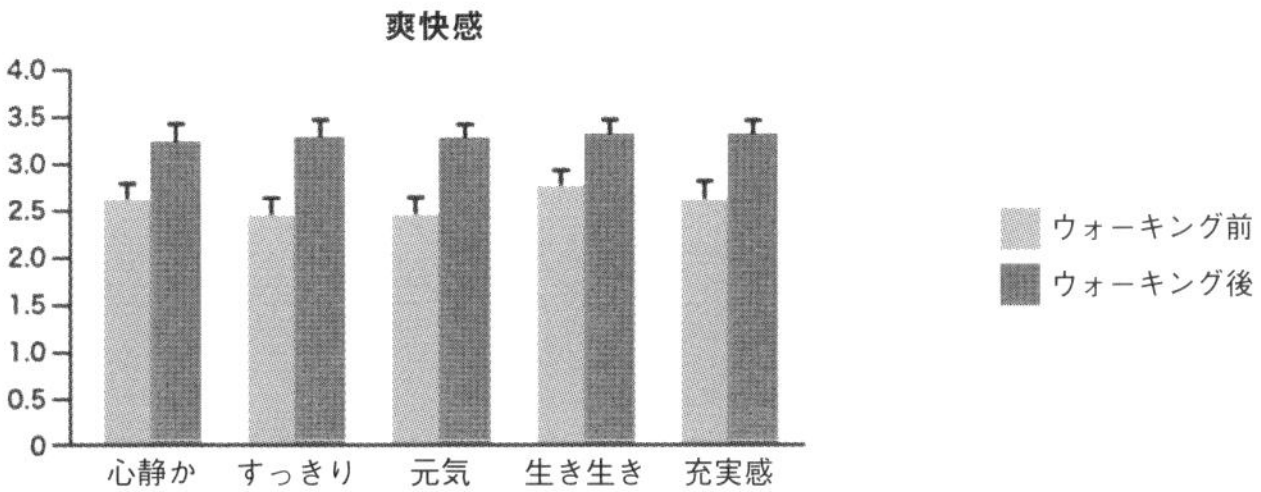

出典　Medical Tribune　2009 森林ウォーキングの血圧, 認知機能, 抑うつへの効果｜ニュース｜Medical Tribune (medical-tribune.co.jp) を元に作成

13 「空気のいいルート」をルーティンに入れる

遠回りでも空気のきれいな道を歩くことで肺機能を守る

ウォーキングを続けるなら、合計1万歩になる**「いつものルート」**を決めておくと、続けやすくなります。

このとき単純に、自宅から最寄駅までの最短距離2000歩などをルートに入れるのもありですが、先の項目にもあるように、できることなら少し遠回りになっても**空気がよくて歩きやすい道**を開拓し、そこを歩くのがおすすめです。

イギリスのインペリアル・カレッジ国立心臓肺研究所のグループが、大気汚染と病気の悪化を調べるために、①交通量が多く大気汚染の問題がある繁華街**オックスフォードストリート**と、②その近隣の空気がきれいで大きな公園**ハイドパーク**での2時間ウォーキングの結果を比較する実験を行いました。[※83]

参加者は「呼吸器に持病がある人」「心筋梗塞や狭心症の持病がある人」「健康な人」そ

れぞれ40名。ちなみにオックスフォードストリートは「PM2・5」「PM10」「二酸化窒素」などの数値が高い通りです。

この結果を見ると「呼吸器に持病がある人」はオックスフォードストリートをウォーキング後、咳、痰、息切れ、喘鳴などの症状が一気に出たことがわかりました。一方、**病気の有無にかかわらずハイドパークを歩くと肺機能はみなよくなっていた**ことがわかりました。

私は呼吸器の専門家ですので、**呼吸器の大切さ**は誰よりもよく知っています。

そこでこの調査の結果から、大谷式ウォーキングでは有酸素運動をするのであればぜひ**交通量の少ない「空気がきれいなルート」を選ぶ**ことをおすすめしたいと思います。

都会でも公園や緑の多い道は、わりと幹線道路のすぐ近くに見つかるものです。私のクリニックがある池袋でも、幹線道路の周辺に空気のきれいなエリアが多数存在しています。

「ただ歩くだけ」がウォーキングの手軽さですが、空気の悪いところを長きにわたって歩くことで肺機能が悪くなっては元も子もありません。

ウォーキングを習慣にする人は、**公園を抜ける道**や**遊歩道**を選ぶなど、ぜひその環境を工夫するようにしてください。自分で決めた空気のきれいな「いつものルート」を安心して歩くことで、習慣化しやすく、よりよい効果が出るだろうと思います。

14 「鼻毛」は抜き過ぎない
鼻毛は密度が濃ければ喘息リスクが低下する

有酸素運動のウォーキングは、**鼻呼吸**がおすすめです。

なぜなら鼻呼吸だと口より上の「上咽頭」が開くことから、たくさん空気を吸えて深い呼吸になる上に、**口呼吸では喉が乾燥して感染症にかかりやすくなる**からです。

たとえ森林や公園であったとしても、大気中には何かしらの異物はあるものです。花粉やホコリの問題もあるでしょう。**そこで「鼻毛」の出番です。**

鼻呼吸をすれば鼻毛が重要なフィルターとなって異物を取り除いてくれますし、鼻毛を通った空気が温まり湿ることで、**ウイルス感染の予防にもなる**のです。

そんな大活躍の鼻毛ですが、その効果を証明する次のような論文を見つけたので、ご紹介したいと思います。

トルコにある大学の研究チームは、アレルギー性鼻炎を持つ男女230名を、鼻毛の密

度によって「高・中・低」に分け、「鼻毛の密度」と「気管支喘息」の関係を調べました。[※84]

するとなんと高密度の鼻毛を持つ人たちは喘息リスクが低下していたことがわかったのです。つまり鼻毛が濃ければ濃いほど、異物となるアレルゲンが食い止められていたというわけです。

ウォーキングが心肺機能にいいことは第1章でお伝えした通りですが、ウォーキングを行う道は、空気のいい道ばかりを選べるとは限りません。

ですから長く健康に歩いていただくためにも、せっかくの天然高密度フィルターとなる鼻毛を、お手入れのし過ぎで減らし過ぎてはいけません。

ちなみにご紹介した論文は鼻毛の「密度」に関するものなので、鼻毛は極力抜かず切り過ぎず、大切にしていただければと思います。

15 「夏前」「冬前」もしっかり歩く
「暑熱順化」と「寒暖差アレルギーの予防」になる

タイ人と日本人が27℃の部屋に入り、熱めの足湯につかったとします。

さてどちらがたくさん、汗をかくでしょうか？

これはクイズではなく長崎大学熱帯医学研究所による「研究論文[※85]」です。

正解は「日本人の方が汗をかく」です。理由は日本人はタイ人よりも体温調節をする際に汗をかく必要があるからです。

暑さに体を順応させることを「暑熱順化」と言いますが、日本人は暑くなると汗をかくことで熱を逃し、数日〜数十日という比較的短期間で暑さに順応しようとします。これを「短期暑熱順化」と言います。

一方、熱帯に住むタイ人は、数年をかけて暑さに順応していますので「長期暑熱順化」をしています。彼らは皮膚の血流を増やして高い皮膚温から放熱することで体温調節をしますので、発汗量が少なくあまり脱水症にもなりません。

暑熱順化のしかたは「人種」ではなく「環境」で変わります。

ですからずっと日本に住んでいるマレーシア人は、汗で暑さに対処する「短期暑熱順化」型になってきますし、[※86] 逆に熱帯に長く住む日本人は少しずつ汗の量が減って「長期暑熱順化」型になっていきます。[※87]

日本人は普通であれば7月から8月にだんだん暑さに順応し始めます。

ゴールデンウィーク明けから梅雨明けにかけて熱中症で倒れる人が増えるのは、上手に汗をかける体になっていないうちに、気温が急上昇するのがその理由。そこで温暖化が激しい今の時代は、**夏になる前に「汗をかきやすい体」を作っておく**ことが夏を乗り切る秘訣になります。

というわけで本題ですが、以上の理由で**「熱中症になるから日差しが強まる春になったらウォーキングは控えよう」は間違い**です。ウォーキングで春から汗をかく体にしておけば、夏には熱中症をしっかり防げるからです。

では**秋冬のウォーキング**はどうでしょうか。

秋からの体調不良は「寒暖差」を原因とすることが少なからずあります。

寒暖差で生じる鼻炎は通称**寒暖差アレルギー**、医学用語では**血管運動性鼻炎**といい、この**寒暖差アレルギーは自律神経の乱れで生じる鼻炎**と考えられています。

そこで秋冬もウォーキングの出番です。**ウォーキングが自律神経を整える**ことは先にお伝えした通りです。**秋もウォーキングを行うことで自律神経を整えれば寒暖差アレルギーに備えられるとともに心も整う**というわけです。

ウォーキングで下半身の筋肉量が増えれば基礎代謝が上がります。ふくらはぎの筋肉が収縮と弛緩を繰り返すことで、静脈の血液は心臓に戻り**血流を改善**します。これがふくらはぎが「第二の心臓」と言われる理由ですが、血流が改善すればむくみにくくなり、自律神経がさらに整うといういい循環も生まれます。ですからこの意味からも冬前のウォーキングはおすすめです。

最近は冬も室内と外の寒暖差が問題になります。

千葉大学は寒暖差アレルギーを生じる温度差について、興味深い研究を行っています。[※88]この実験によると室温20℃に対して、13℃の冷たい空気を吸うことで鼻炎を生じていたことがわかりました。つまり**冬の7℃以上の寒暖差も危険**だということです。

以上をまとめると、夏は暑さを考慮する必要はありますが、**ウォーキングは四季を通じて有効**だということです。

16 ウォーキングのお供は「水」でいい
糖分過多の「イオン飲料」の飲み過ぎには気をつける

ウォーキングで汗をかいたとき、**イオン飲料**を大量に飲む人がいますが、最初に答えを言ってしまうとそれは必要ありません。

夏前以外の喉の乾きは**「水」か「利尿作用のないノンカフェインのお茶」で十分**です。汗の99％は水で残りが塩分やカリウム、マグネシウムなどのミネラルです。暑熱順化をした後、8月後半の汗からはミネラルが喪失しにくくなりますので、塩分の補給は必須ではないのです。

医学生なら誰でも知っている『生理学』の教科書によれば、**1日に必要な水分は約2〜3リットル。**ただし**食事に含まれる水が約1・3リットル、生活で飲む飲料水が約1・2リットル**と、私たちは普段の生活で通常1日2リットル程度の水はとっているので、夏季以外のウォーキング中の水分補給は、それほど神経質になる必要はありません。

ウォーキング中の水分補給は汗のかき方によりますが、夏以外なら追加で飲みたい水の量は**500ミリリットル**程度を目安に。ただし夏は脱水状態に陥りやすいので**1リットル以上**を目指しましょう。

暑熱順化前に大量の汗をかいたときは、塩分補給にイオン飲料を飲むことも必要です。暑熱順化前は塩分などのミネラルが多めに含まれた**ベタベタ汗**、暑熱順化後はミネラルが少ない**サラサラ汗**になりますので、これを指標に**ベタベタした汗を大量にかいたときはイオン飲料を、そうでないときは水を飲む**と覚えてください。

繰り返しになりますが、しっかり暑熱順化をした後で真夏を迎えられたら、通常はイオン飲料を飲む必要はありません。イオン飲料を飲む必要があるとすれば、それは大量に汗をかいて**めまい、足がつる、頭痛、嘔気**など脱水状態に近いと思われるときです。**市販のイオン飲料はかなり糖分が多い**ので、できるだけ1リットル以内にして、足りない分は「水」か「利尿作用のないノンカフェインのお茶」で補給しましょう。

脱水状態になったときは、むしろ**経口補水液**の方がおすすめです。**経口補水液は自宅でも簡単に作れます**ので、次のレシピを参考にしてみてください。

経口補水液の作り方

砂糖40g(上白糖大さじ4.5)と食塩3g(小さじ1/2)を
水1ℓによく溶かす。

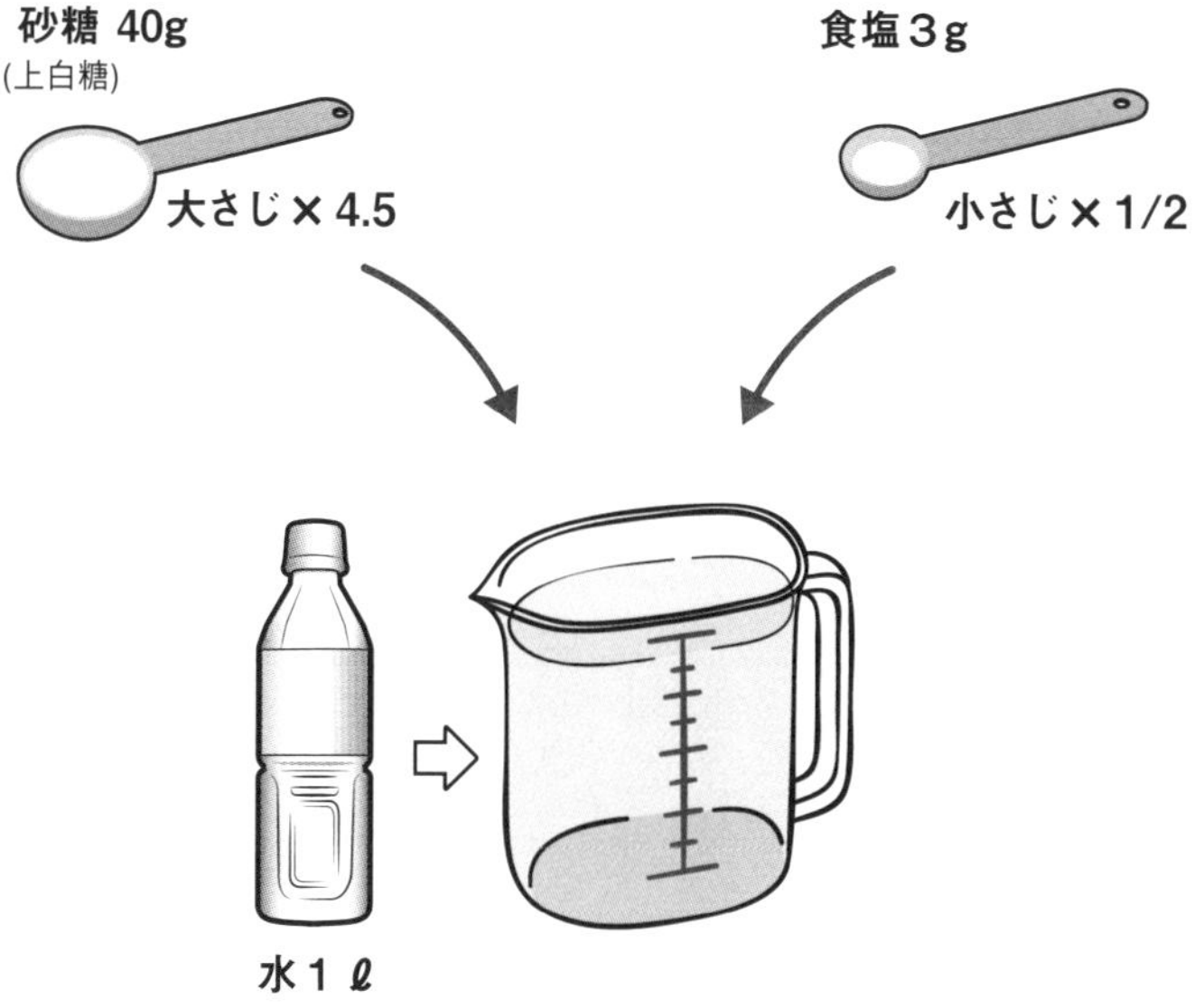

★レモン果汁を加えるとカリウムの補給に！

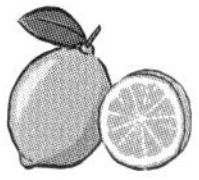

★作った後は冷蔵庫に保存し翌日までに使い切る

参考　済生会中央病院　塩分と脱水 ～経口補水液の作り方～ | 済生会 (saiseikai.or.jp) を元に作成

17 「風邪」のときこそ歩く

風邪のひき始めは「歩く」「サウナ」「チキンスープ」が効く

「風邪のひき始めは、ジョギングしてサウナ」

これはミシガン大学に留学していた頃の友人の言葉です。この後ご説明しますが、この言葉は実は理にかなっています。ただ体力があり余っている学生時代とは違いますから、今の私はこれを**「風邪のひき始めはウォーキングとサウナ」**に言い換えたいと思います。

常日頃から激しい運動をしている人は別として、実は激しい運動をすると普通の人は免疫力が抑えられてしまいます[※24][※25]。でもジョギングやウォーキングならそこまで強度は強くない。その場合は運動をすると逆に**免疫力を高めるNK細胞が活性化**します[※89]。ですから風邪の極めて初期に私はウォーキングをすることでウイルスを撃退するというわけです。

ただ風邪のひき始めのウォーキングは、**15分程度**にとどめるようにしてください。

なぜなら風邪のときは体を鍛えるわけではありませんので、免疫が少しアップする程度の軽度の運動にとどめるくらいのバランスがちょうどいいからです。

風邪のときはウォーキング後の**「サウナ」**も効果的です。

風邪の原因となるウイルスの1つ**ライノウイルス**は33℃で活性化し、37℃以上で死滅するという実験データ[※90][※91]があるのですが、ウォーキング中に外気に触れる鼻の温度は約33℃。

そこでウォーキングで免疫力を高めたら、後は**サウナで鼻の表面を温めれば、ライノウイルスは増殖しない**というわけです。

フィンランドの調査[※92]によると、週1回サウナに入る男性を基準としたとき、**週2～3回サウナに入る男性は心血管障害の突然死リスクが22％減、週4日～毎日入ると63％低下した**ということです。

またサウナは**認知症**、**うつ**、**メンタルヘルス対策**、**筋肉量の維持**にも有効なので**「ウォーキングの後のサウナは最強」**と言うしかありません。

ウォーキングをしてサウナで温まった後は**チキンスープ**を。

日本では昔から、風邪のときには**卵酒**がいいとされてきましたが、アメリカでは風邪をひいたら「チキンスープ」を飲むそうです。

トリ胸肉に含まれる**カルノシン**や**アンセリン**は、白血球の一種である「好中球」を活性化します。**好中球は細菌を食べてくれる**ので、風邪のひき始めの弱った体は好中球を活性化することで、より強固に守られるのです[※93][※94][※95]。

おわりに

生きているといろいろなことが起こるものです。

それを乗り越えるには、体調管理が重要なことは言うまでもありません。

ウォーキングは体にいいと頭ではわかっておきながら、忙しくて時間がないとおっしゃる方は多いと思います。

しかし今回論文を読んでみると、ウォーキングは本文でもご紹介した通り、風邪やメタボ、生活習慣病のみならず、ストレスや不眠、うつ、不安、さらには自律神経に関連した更年期の不調、認知症の予防や認知機能の改善といった脳の領域、さらにはがんや感染症といった内科の病気にも効果があり、死亡率を下げることもわかっています。これは忙しさで後回しにするにはあまりにも惜しい運動です。

中でも私が本書の制作中に最も驚いたのは「ウォーキングは創造性を豊かにする」ということでした。

私の小学校時代からの親友も、朝のウォーキングで仕事のアイデアを出せるようになったと言っていますが、ウォーキングを始めれば体や心の不調が改善するのみならず、さまざまなアイデアが頭に浮かび、創造性が増すことを実感いただけると確信します。

「睡眠負債」という言葉に対して、「運動負債」について考えると、休日にウォーキング量を増やして、運動負債を補うことも許容されると思います。

私もウォーキングを始めた2年前は、運動負債を補う休日のウォーキングが中心でした。本書では、コロナの重症化予防、うつの発症予防には、週150分以上のウォーキングが有効であることを示す論文をご紹介させていただきましたが、このようにウォーキングは週単位で考えて運動負債を補ってもよろしいかと思います。

ただ血糖値のコントロールなどを考えると、毎日のウォーキングが最も有効で、厚労省の健康日本21にも〝1日1万歩の歩数を確保することが理想〟と記載されています。

大谷式ウォーキングでは、「とにかく始める」「できるだけ毎日続ける」をお願いしたいと思います。休日にはウォーキングシューズを用意して、一気に頑張っていただくのもいいのですが、ウォーキングはできるだけ毎日続けることが大事。こだわり過ぎも不要です。

私も平日は革靴やサンダル、診療着であるスクラブを着て、「朝2000歩」「昼300

0歩」「診療後2000歩」「夕食後4000歩」の細切れウォーキングを続けています。

ただそういう私も数年前までは、ウォーキングを軽視していたかもしれません。

高齢者はウォーキングが負荷的にも適切ですが、私はまだまだフィットネスで泳いで、筋トレすべきと考えていたのです。

暗闇ボクシングにはまったときも激しい運動が快感で、楽しくフィットネスを続けていました。しかしコロナ禍を契機にウォーキングに変更すると、それ以上に楽しく充実したウォーキングライフが待っていました。

歩くことを続けることで、体や脳、仕事への効果を体感したら、どんな方でも一生楽しくウォーキングを継続いただけると思います。

家族やパートナーと一緒に歩かれる方は笑顔が増え、より有効な時間を過ごせることを実感いただけると思いますし、ビジネスパーソンも歩くことで、体や心の体調管理を継続しながら将来の健康不安を払拭し、ビジネスでもクリエイティビティ豊かな結果を出し続けることができるのではと考えます。

医学論文とは別に私の個人体験としてのさらなる効果は、〝フットワークが軽くなったこと〟です。近隣への買い物やおつかいには私が行きますし、タクシーに乗る頻度も極端に減りました。以前はすぐタクシーに乗っていましたが、最近は「この距離ならウォーキングで行ける」と考えます。

体にも脳にも心にも効き、さらには体も軽くなるなどいいことづくめ。そんなウォーキングをみなさんも楽しみながら、続けていただければと思います。そしてもし、ウォーキング中に街でお会いしたら、ぜひ一言、声を掛けていただければ幸いです。

この本を最後まで読んでいただき、本当にありがとうございます。

タイトなスケジュールの中、丁寧にこの本を作り上げてくださったスタッフのみなさん、そしてウォーキングに理解を示し、一緒に歩きに出かけてくれる家族にも、この場を借りて感謝の言葉を贈ります。

読者のみなさんがウォーキングの力で、体も心も充実し、素晴らしいアイデアを連発する輝いた日々を送れますように、祈願申し上げます。

２０２３年９月

大谷義夫

参考文献

第 1 章

1 Koyama T, et al. Effect of Underlying Cardiometabolic Diseases on the Association Between Sedentary Time and All - Cause Mortality in a Large Japanese Population: A Cohort Analysis Based on the J - MICC Study. J Am Heart Assoc. 2021 Jul6;10(13):e018293. doi: 10.1161/JAHA.120.018293. Epub 2021 Jun 14.

2 Bauman A et al. The descriptive epidemiology of sitting. A 20-country comparison using the International Physical Activity Questionnaire (IPAQ). Am J Prev Med. 2011 Aug;41(2):228-35. doi: 10.1016/j.amepre.2011.05.003.

3 Ekelund U, et al. Does physical activity attenuate, or even eliminate, the detrimental association of sitting time with mortality? A harmonised meta-analysis of data from more than 1 million men and women. Lancet. 2016 Sep 24;388(10051):1302-10.doi: 10.1016/S0140-6736(16)30370-1. Epub 2016 Jul 28.

4 Patel AV, et al. Prolonged Leisure Time Spent Sitting in Relation to Cause-Specific Mortality in a Large US Cohort. Am J Epidemiol. 2018 Oct 1;187(10):2151-2158. doi: 10.1093/aje/kwy125.

5 Sheehan CM, et al. Associations of Exercise Types with All-Cause Mortality among U.S. Adults. Med Sci Sports Exerc. 2020 Dec;52(12):2554-2562.doi: 10.1249/MSS.0000000000002406.

6 Momma H, et al. Muscle-strengthening activities are associated with lower risk and mortality in major non-communicable diseases: a systematic review and meta-analysis of cohort studies. Br J Sports Med. 2022 Jul;56(13):755-763. doi: 10.1136/bjsports-2021-105061. Epub 2022 Feb 28.

7 日本痛風・核酸代謝学会ガイドライン改訂委員会編集 . 2019年改訂　高尿酸血症・痛風の治療ガイドライン . 生活指導 . 141-144.

8 Saint-Maurice PF, et al. Association of Daily Step Count and Step Intensity With Mortality Among US Adults. JAMA. 2020 Mar 24;323(12):1151-1160. doi: 10.1001/jama.2020.1382.

9 Gates LS, et al. Recreational Physical Activity and Risk of Incident Knee Osteoarthritis: An International Meta-Analysis of Individual Participant-Level Data. Arthritis Rheumatol. 2022 Apr;74(4):612-622. doi: 10.1002/art.42001.

10 Ozato N, et al. Association between Visceral Fat and Brain Structural Changes or Cognitive Function. Brain Sci. 2021Aug4; 11(8):1036. doi:10.3390/brainsci11081036.

11 Peddie MC, et al. Breaking prolonged sitting reduces postprandial glycemia in healthy, normal-weight adults: a randomized crossover trial. Am J Clin Nutr. 2013 Aug;98(2):358-66. doi: 10.3945/ajcn.112.051763. Epub 2013 Jun 26.

12 日本肥満学会編集 . 肥満症診療ガイドライン2016. 肥満に関する病態 .11-13.

13 サルコペニア診療ガイドライン作成委員会編集 . サルコペニア診療ガイドライン2017年版 . CQ3 サルコペニアの予後 , 転帰は ? 17-19.

14 下方浩史，他.　疫学研究からのサルコペニアとそのリスク：特に栄養との関連.　日老医誌 2012; 49: 721-5.

15 Sallis R, et al. Physical inactivity is associated with a higher risk for severe COVID-19 outcomes: a study in 48 440 adult patients. Br J Sports Med 2021 Oct;55(19):1099-1105. doi: 10.1136/bjsports-2021-104080. Epub 2021 Apr 13.

16 Neter JE, et al.Influence of Weight Reduction on Blood Pressure: a meta-analysis of randomized controlled trials. Hypertension. 2003 Nov;42(5):878-84. doi: 10.1161/01. HYP.0000094221.86888.AE. Epub 2003 Sep 15.

17 日本高血圧学会高血圧治療ガイドライン作成委員会編集 . 高血圧治療ガイドライン2019. 運動降圧療法 . 67 - 68.

18 Garduno AC, et al. Associations of Daily Steps and Step Intensity With Incident Diabetes in a Prospective Cohort Study of Older Women: The OPACH Study. Diabetes Care. 2022 Feb 1;45(2):339-347.doi: 10.2337/dc21-1202.

19 Tamura Y, et al. Effects of diet and exercise on muscle and liver intracellular lipid contents and insulin sensitivity in type 2 diabetic patients. J Clin Endocrinol Metab. 2005 Jun;90(6):3191-6.

20 Shlipak MG, et al. Effect of Structured, Moderate Exercise on Kidney Function Decline in Sedentary Older Adults : An Ancillary Analysis of the LIFE Study Randomized Clinical Trial. JAMA Intern Med. 2022 Jun 1;182(6):650-659. doi:10.1001/ jamainternmed.2022.1449.

21 Amidei CB, et al. Association of physical activity trajectories with major cardiovascular diseases in elderly people. Heart. 2022 Mar;108(5):360-366.doi: 10.1136/heartjnl-2021-320013. Epub 2022 Feb 14.

22 Roake J, et al. Sitting Time, Type, and Context Among Long-Term Weight-Loss Maintainers. Obesity. 2021 Jun;29(6):1067-1073. doi: 10.1002/oby.23148.

23 Byberg L, et al. Total mortality after changes in leisure time physical activity in 50 year old men: 35 year follow-up of population based cohort. BMJ. 2009 Mar 5;338:b688.doi: 10.1136/bmj.b688.

24 Nieman DC. Exercise, upper respiratory tract infection, and the immune system. Med Sci Sports Exerc. 1994 Feb;26(2):128-39. doi: 10.1249/00005768-199402000-00002.

25 Nieman DC, et al. The Effects of Moderate Exercise Training on Natural Killer Cells and Acute Upper Respiratory Tract Infections. Int J Sports Med. 1990 Dec;11(6):467-73. doi: 10.1055/s-2007-1024839.

26 Ukawa S et al. Associations of Daily Walking Time With Pneumonia Mortality Among Elderly Individuals With or Without a Medical History of Myocardial Infarction or Stroke: Findings From the Japan Collaborative Cohort Study. J Epidemiol. 2019 Jun 5;29(6):233-237.doi: 10.2188/jea.JE20170341. Epub 2018 Sep 22.

27 Kunutsor SK et al. Physical activity reduces the risk of pneumonia: systematic review and meta-analysis of 10 prospective studies involving 1,044,492 participants.

GeroScience 2022;44:519-532. doi: 10.1007/s11357-021-00491-2. Epub 2021 Nov 25.

28 Teramoto S, et al. High incidence of aspiration pneumonia in community- and hospital-acquired pneumonia in hospitalized patients: a multicenter, prospective study in Japan. J Am Geriatr Soc. 2008 Mar;56(3):577-9.doi: 10.1111/j.1532-5415.2008.01597.x.

29 Moore SC, et al. Association of Leisure-Time Physical Activity With Risk of 26 Types of Cancer in 1.44 Million Adults. JAMA Intern Med. 2016 Jun 1;176(6):816-25. doi:10.1001/jamainternmed.2016.1548.

30 Kirkegaard H, et al. Association of adherence to lifestyle recommendations and risk of colorectal cancer: a prospective Danish cohort study. BMJ. 2010 Oct 26;341:c5504. doi: 10.1136/bmj.c5504.

31 Campbell PT, et al. Associations of recreational physical activity and leisure time spent sitting with colorectal cancer survival. J Clin Oncol. 2013 Mar 1;31(7):876-85.doi: 10.1200/JCO.2012.45.9735. Epub 2013 Jan 22.

32 Sasazuki S, et al. Combined impact of five lifestyle factors and subsequent risk of cancer: the Japan Public Health Center Study. Prev Med. 2012 Feb;54(2):112-6. doi: 10.1016/j.ypmed.2011.11.003. Epub 2011 Dec 1.

第2章

33 Song H, et al. Perceived stress level and risk of cancer incidence in a Japanese population: the Japan Public Health Center (JPHC)-based Prospective Study. Sci Rep. 2017 Oct 11;7(1):12964. doi: 10.1038/s41598-017-13362-8.

34 Passos GS, et al. Exercise improves immune function, antidepressive response, and sleep quality in patients with chronic primary insomnia. Biomed Res Int. 2014;2014:498961.doi: 10.1155/2014/498961. Epub 2014 Sep 21.

35 1日1万歩のウオーキング～不安・抑うつが改善の可能性 . Medical Tribune 2014; 47(8): 10-10.1日1万歩で心も健康に！不安やうつ症状が改善―東京大｜あなたの健康百科｜ Medical Tribune (medical-tribune.co.jp)

36 Taneichi S, et al. Is the Walking Campaign Effective for Depressive Symptoms? Open Journal of Psychiatry, 2014, 4, 405-409 Published Online October 2014 in SciRes. http://www.scirp.org/journal/ojpsych http://dx.doi.org/10.4236/ojpsych.2014.44047.

37 Mammen G, et al. Physical activity and the prevention of depression: a systematic review of prospective studies. Am J Prev Med. 2013 Nov;45(5):649-57.doi: 10.1016/j.amepre.2013.08.001.

38 Ikenouchi-Sugita A, et al. The Effects of a Walking Intervention on Depressive Feelings and Social Adaptation in Healthy Workers. J UOEH 2013; 35: 1-8

39 R-R間隔検査（心拍数変動検査）｜慶應義塾大学病院 KOMPAS (keio.ac.jp)

40 奥村裕 他 . 運動後の自律神経活動と心理的効果 . 保健医療学雑誌2017；8 (1):44-49.

41 2021年改訂版 心血管疾患におけるリハビリテーションに関するガイドライン (j-circ.or.jp)

42 和田快，他．高知県内の運動部所属大学生への朝食・光曝露介入が介入中の睡眠・精神衛生に及ぼす影響．日生理人類会誌2010；15: 97-103.

43 He J, et al. Mortality and apnea index in obstructive sleep apnea. Experience in 385 male patients. Chest1988 Jul;94(1):9-14.

44 佐藤 誠．睡眠時無呼吸症候群（SAS）の疫学． 日内会誌 2020;109：1059-1065, https://doi.org/10.2169/naika.109.1059

45 Kimura N et al. Association between objectively measured walking steps and sleep in community-dwelling older adults: A prospective cohort study. PLoS One. 2020 Dec 14;15(12):e0243910. doi: 10.1371/journal.pone.0243910. eCollection 2020.

46 Brown WJ, et al. Prospective study of physical activity and depressive symptoms in middle-aged women. Am J Prev Med. 2005 Nov;29(4):265-72. doi: 10.1016/j.amepre.2005.06.009.

47 Huang AJ, et al. An Intensive Behavioral Weight Loss Intervention and Hot Flushes in Women. Arch Intern Med. 2010 Jul 12;170(13):1161-7.

48 Gao CC, et al. Association of vasomotor symptoms and sleep apnea risk in midlife women. Menopause. 2018 April ; 25(4): 391–398. doi:10.1097/GME.0000000000001020.

49 Holmes MD, et al. Physical Activity and Survival After Breast Cancer Diagnosis.2005 25;293(20):2479-86.doi: 10.1001/jama.293.20.2479.

50 Endo K, et al. Dog and Cat Ownership Predicts Adolescents' Mental Well-Being: A Population-Based Longitudinal Study. Int J Environ Res Public Health. 2020 Jan 31;17(3):884.doi: 10.3390/ijerph17030884.

51 Nagasawa M , et al. Oxytocin-gaze positive loop and the coevolution of human-dog bonds. Science. 2015 Apr 17;348(6232):333-6. doi: 10.1126/science.1261022. Epub 2015 Apr 16.

52 内閣府． 第９回高齢者の生活と意識に関する国際比較調査． 第９回高齢者の生活と意識に関する国際比較調査（全体版）PDF 形式 - 内閣府 (cao.go.jp)

第３章

53 室井 健一，他．ウォーキング会議の効果に関する基礎的な検討 日本知能情報ファジイ学会 第 32 回ファジィシステムシンポジウム 講演論文集 2016；665-668.

54 Danquah IH et al. Standing Meetings Are Feasible and Effective in Reducing Sitting Time among Office Workers—Walking Meetings Are Not: Mixed-Methods Results on the Feasibility and Effectiveness of Active Meetings Based on Data from the "Take a Stand!" Study. Int J Environ Res Public Health. 2020 Mar 5;17(5):1713. doi: 10.3390/ijerph17051713

55 Tomata Y, et al. Changes in time spent walking and the risk of incident dementia in older Japanese people: the Ohsaki Cohort 2006 Study. Age Ageing. 2017 Sep 1;46(5):857-860. doi: 10.1093/ageing/afx078.

56 認知症予防・支援マニュアル． tp0501-1h_0001.pdf (mhlw.go.jp)

57 東京医科歯科大学、千葉大学 報道発表 Press Release No: 260-20-51. 20210310walk.pdf (chiba-u.ac.jp)

58 Tani Y, et al. Neighborhood Sidewalk Environment and Incidence of Dementia in Older Japanese Adults.Am J Epidemiol. 2021 Jul 1;190(7):1270-1280.doi: 10.1093/aje/kwab043.

59 Oppezzo M, et al. Give Your Ideas Some Legs: The Positive Effect of Walking on Creative Thinking. J Exp Psychol Learn Mem Cogn 2014 Jul;40(4):1142-52. doi: 10.1037/a0036577. Epub 2014 Apr 21.

60 慶應義塾大学 プレスリリース 「根気」(こんき) を生み出す脳内メカニズムの発見 | 粘り強さは海馬とセロトニンが制御する | . 190416-1.pdf (keio.ac.jp)

61 Yoshida K, et al. Serotonin-mediated inhibition of ventral hippocampus is required for sustained goal-directed behavior. Nat Neurosci. 2019 May;22(5):770-777.doi: 10.1038/s41593-019-0376-5. Epub 2019 Apr 15.

62 Huang X, et al. Comparative efficacy of various exercise interventions on cognitive function in patients with mild cognitive impairment or dementia: A systematic review and network meta-analysis. J Sport Health Sci. 2022 Mar;11(2):212-223.doi: 10.1016/j.jshs.2021.05.003. Epub 2021 May 16.

63 Rovio S, et al. Leisure-time physical activity at midlife and the risk of dementia and Alzheimer's disease. Lancet Neurol. 2005 Nov;4(11):705-11.doi: 10.1016/S1474-4422(05)70198-8.

64 認知症 国立精神・神経医療研究センター 認知症｜こころの情報サイト (ncnp.go.jp)

65 Blumenthal JA, et al. Lifestyle and Neurocognition in Older Adults With Cognitive Impairment. Neurology. 2019 Jan 15;92(3):e212-e223. doi: 10.1212/WNL.0000000000006784. Epub 2018 Dec 19.PMID: 30568005.

66 Panza F et al. Current Epidemiological Approaches to the Metabolic-Cognitive Syndrome. J Alzheimers Dis 2012;30 Suppl 2: S31-S75. doi:10.3233/JAD-2012-111496.

67 Guadagni V, et al. Aerobic exercise improves cognition and cerebrovascular regulation in older adults. Neurology. 2020 May 26; 94(21): e2245–e2257. doi: 10.1212/WNL.0000000000009478

第4章

68 Dunn AL et al. Comparison of lifestyle and structured interventions to increase physical activity and cardiorespiratory fitness: a randomized trial. JAMA. 1999 Jan 27;281(4):327-34. doi: 10.1001/jama.281.4.327.

69 DIPIETRO L, et al. Three 15-min bouts of moderate postmeal walking significantly improves 24-h glycemic control in older people at risk for impaired glucose tolerance. Diabetes Care. 2013 Oct;36(10):3262-8. doi: 10.2337/dc13-0084. Epub 2013 Jun 11.

70 体内で必要とするビタミンD生成に要する日照時間の推定 | 札幌の冬季にはつくばの3倍以上の日光浴が必要｜2013年度｜国立環境研究所 (nies.go.jp).

71 Miyauchi M, et al. The solar exposure time required for vitamin D3 synthesis in the human body estimated by numerical simulation and observation in Japan. J Nutr Sci Vitaminol (Tokyo). 2013;59(4):257-63.doi: 10.3177/jnsv.59.257.

72 Wheeler MJ, et al. Effect of Morning Exercise With or Without Breaks in Prolonged Sitting on Blood Pressure in Older Overweight/Obese Adults. Hypertension 2019 Apr;73(4):859-867. doi:10.1161/HYPERTENSIONAHA.118.12373.

73 Ramírez-Maldonado M, et al. Caffeine increases maximal fat oxidation during a graded exercise test: is there a diurnal variation? J Int Soc Sports Nutr. 2021 Jan 7;18(1):5. doi: 10.1186/s12970-020-00400-6.

74 Odden MC, et al. Rethinking the Association of High Blood Pressure with Mortality in Elderly Adults: The Impact of Frailty. Arch Intern Med. 2012 Aug 13;172(15):1162-8. doi: 10.1001/archinternmed.2012.2555.

75 Taniguchi Y, et al. A prospective study of gait performance and subsequent cognitive decline in a general population of older Japanese. J Gerontol A Biol Sci Med Sci. 2012 Jun;67(7):796-803.doi: 10.1093/gerona/glr243. Epub 2012 Mar 2.

76 歩幅を広げて認知症を予防　狭いと高まる発症リスク（国立環境研究所　谷口優主任研究員）｜医療ニュース トピックス｜時事メディカル｜時事通信の医療ニュースサイト (jiji.com)

77 Carney DR, et al. Power posing: brief nonverbal displays affect neuroendocrine levels and risk tolerance. Psychol Sci. 2010 Oct;21(10):1363-8.doi: 10.1177/0956797610383437. Epub 2010 Sep 20.

78 CHEN TC ,et al. Effects of Descending Stair Walking on Health and Fitness of Elderly Obese Women. Med Sci Sports Exerc. 2017 Aug;49(8):1614-1622. doi: 10.1249/MSS.0000000000001267.

79 Cho H, et al. Changes to gait speed when romantic partners walk together: Effect of age and obstructed pathway. Gait Posture. 2021 Mar;85:285-289. doi: 10.1016/j.gaitpost.2021.02.017. Epub 2021 Feb 18.

80 Breen L, et al. Two weeks of reduced activity decreases leg lean mass and induces "anabolic resistance" of myofibrillar protein synthesis in healthy elderly. J Clin Endocrinol Metab. 2013 Jun;98(6):2604-12.doi: 10.1210/jc.2013-1502. Epub 2013 Apr 15.

81 Medical Tribune 2009 森林ウォーキングの血圧，認知機能，抑うつへの効果｜ニュース｜ Medical Tribune (medical-tribune.co.jp)

82 Sumitomo K, et al. Conifer-Derived Monoterpenes and Forest Walking. Mass Spectrom (Tokyo). 2015;4(1):A0042.doi: 10.5702/massspectrometry.A0042. Epub 2015 Oct 14.

83 Sinharay R et al. Respiratory and cardiovascular responses to walking down a traffic-polluted road compared with walking in a traffic-free area in participants aged 60 years and older with chronic lung or heart disease and age-matched healthy controls: a randomised, crossover study. Lancet. 2018 Jan 27;391(10118):339-349. doi: 10.1016/S0140-6736(17)32643-0. Epub 2017 Dec 5.

84 Ozturk AB, et al. Does nasal hair (vibrissae) density affect the risk of developing

asthma in patients with seasonal rhinitis? Int Arch Allergy Immunol. 2011;156(1):75-80.doi: 10.1159/000321912. Epub 2011 Mar 30.

85 Matsumoto T, et al. Study on Mechanisms of Heat Acclimatization Due to Thermal Sweating -Comparison of Heat-tolerance between Japanese and Thai Subject-. Trop. Med.1993; 35 (1): 23-34.

86 Lee JB, et al. The change in peripheral sweating mechanisms of the tropical Malaysian who stays in Japan. J Thermal Biology 2004; 29(7):743–747.

87 Bae JS, et al. Prolonged residence of temperate natives in the tropics produces a suppression of sweating. Pflugers Arch. 2006 Oct;453(1):67-72. doi: 10.1007/s00424-006-0098-x. Epub 2006 May 31.

88 長谷川真也．血管運動性鼻炎の病態に関する研究．千葉医学誌1999；75 (2)：57-67.

89 Bigley AB, et al. NK cells and exercise: implications for cancer immunotherapy and survivorship. Discov Med. 2015 Jun;19(107):433-45.

90 Foxman EF, et al. Temperature-dependent innate defense against the common cold virus limits viral replication at warm temperature in mouse airway cells. Proc Natl Acad Sci U S A. 2015 Jan 20;112(3):827-32.doi: 10.1073/pnas.1411030112. Epub 2015 Jan 5.

91 永富良一．上気道感染症ウイルス（ライノウイルス）の感受性と運動．デサントスポーツ科学 31:3-11.

92 Patrick RP et al. Sauna use as a lifestyle practice to extend healthspan. Exp Gerontol. 2021 Oct 15;154:111509. doi: 10.1016/j.exger.2021.111509.

93 Saketkhoo K, et al. Effects of drinking hot water, cold water, and chicken soup on nasal mucus velocity and nasal airflow resistance. Chest. 1978 Oct;74(4):408-10.doi: 10.1378/chest.74.4.408.

94 Babizhayev MA, et al. L-carnosine modulates respiratory burst and reactive oxygen species production in neutrophil biochemistry and function: may oral dosage form of non-hydrolized dipeptide L-carnosine complement anti-infective anti-influenza flu treatment, prevention and self-care as an alternative to the conventional vaccination? Curr Clin Pharmacol. 2014 May;9(2):93-115. doi: 10.2174/15748847099991403111125601.

95 Rennard BO, et al. Chicken soup inhibits neutrophil chemotaxis in vitro. Chest. 2000 Oct;118(4):1150-7.doi: 10.1378/chest.118.4.1150.

巻頭

96 Dasgupta K, et al. Physician step prescription and monitoring to improve ARTERial health (SMARTER): A randomized controlled trial in patients with type 2 diabetes and hypertension. Diabetes Obes Metab. 2017 May;19(5):695-704. doi: 10.1111/dom.12874. Epub 2017 Feb 22.

97 Inoue M, et al. Daily total physical activity level and total cancer risk in men and women: results from a large-scale population-based cohort study in Japan. Am J Epidemiol. 2008 Aug 15;168(4):391-403. doi: 10.1093/aje/kwn146. Epub 2008 Jul 2.

［著者］
大谷　義夫（おおたに・よしお）
池袋大谷クリニック院長。呼吸器内科医・医学博士。
1963年東京都生まれ。日本呼吸器学会呼吸器専門医・指導医、日本アレルギー学会専門医・指導医、日本内科学会総合内科専門医。1989年群馬大学医学部卒業。九段坂病院内科医長、東京医科歯科大学呼吸器内科医局長、同大学呼吸器内科兼任睡眠制御学講座准教授、米国ミシガン大学留学などを経て、2009年に池袋大谷クリニックを開院。全国屈指の患者数を誇る呼吸器内科のスペシャリストとして、テレビ等でも情報発信を行う。著書に『絶対に休めない医師がやっている最強の体調管理』（日経BP）など多数。趣味はウォーキング。

1日1万歩を続けなさい――医者が教える医学的に正しいウォーキング

2023年10月31日　第1刷発行
2023年12月5日　第2刷発行

著　者――大谷義夫
発行所――ダイヤモンド社
〒150-8409　東京都渋谷区神宮前6-12-17
https://www.diamond.co.jp/
電話／03･5778･7233（編集）　03･5778･7240（販売）

カバー写真―山岸伸
本文写真――bluedog studio/Shutterstock.com(p2-3)/Dima Zaharia/Shutterstock.com(p4-5)/maruco/Shutterstock.com(p6-7)/MR.SOMKIAT BOONSING/Shutterstock.com(p8)/Kzenon/Shutterstock.com(p9)/Dean Drobot/Shutterstock.com(p10-11)/Sergey Nivens/Shutterstock.com(p12-13)
装丁――――井上新八
本文デザイン―二ノ宮匡(nixinc)
図版デザイン―荒井美樹
DTP――――アーティザンカンパニー株式会社
校正――――鷗来堂
製作進行――ダイヤモンド・グラフィック社
印刷・製本―勇進印刷
編集協力――青木由美子
編集担当――石塚理恵子

ISBN 978-4-478-11658-6